Karl Landsteiner

L'homme des groupes sanguins

Acteurs de la Science

Fondée par Richard Moreau, professeur honoraire à l'Université de Paris XII
Dirigée par Claude Brezinski, professeur émérite à l'Université de Lille

La collection Acteurs de la Science est consacrée à des études sur les acteurs de l'épopée scientifique moderne ; à des inédits et à des réimpressions de mémoires scientifiques anciens ; à des textes consacrés en leur temps à de grands savants par leurs pairs ; à des évaluations sur les découvertes les plus marquantes et la pratique de la Science.

Dernières parutions

Michel Gaudichon, *L'homme quelque part entre deux infinis,* 2013.
Roger Teyssou, *Paul Sollier contre Sigmund Freud. L'hystérie démaquillée,* 2013.
Gérard Braganti, *Histoire singulière d'un chercheur de campagne. L'invention de l'exploration cardiaque moderne par Louis Desliens, vétérinaire*, 2013.
Jean Louis, *Mémoires d'un enfant de Colbert*, 2012.
Elie Volf, *Michel-Eugène Chevreul (1786-1889). Un savant doyen des étudiants de France. Des corps gras et de la chandelle à la perception des couleurs,* 2012.
Roger Teyssou, *Gabriel Andral, pionnier de l'hématologie. La médecine dans le sang*, 2012.
Yvon Michel-Briand, *Aspects de la résistance bactérienne aux antibiotiques*, 2012.
Roger Teyssou, *Charcot, Freud et l'hystérie*, 2012.
Djillali Hadjouis, *Camille Arambourg, Une œuvre à travers le monde*, 2012.
Jacques Marc, *Comment l'homme quitta la Terre*, 2012.
Georges Mathieu, *La Sorbonne en guerre (1940-1944)*, suivi de *Journal de la Libération de Versailles*, 2011.
Norbert Gualde, *L'épidémie et la démorésilience*, 2011.
Jean-Pierre Aymard, *Karl Landsteiner. L'homme des groupes sanguins*, 2011.
Pierre Pageot, *La santé des Limousins et des Périgourdins au XIXe siècle*, 2011.
Yves Delange, *Conversation au bord de la Sorgue : Jean-Henri Fabre et Louis Pasteur*, 2011.

Jean-Pierre Aymard

Karl Landsteiner

L'homme des groupes sanguins

Édition revue et augmentée

Préface du Professeur Jean-Jacques Lefrère

L'Harmattan

5-7, rue de l'École-Polytechnique ; 75005 Paris
http://www.harmattan.fr
diffusion.harmattan@wanadoo.fr
harmattan1@wanadoo.fr
ISBN : 978-2-343-02585-8
EAN : 9782343025858

Je dédie ce travail,

à Bernadette, Sarah, Esther, lumières de ma vie,

à tous les Donneurs de Sang de Lorraine et aux membres de leurs Associations,

à mes Confrères et Collaborateurs de l'Etablissement Français du Sang Lorraine-Champagne,

à mes Maîtres en hématologie et transfusion sanguine de la faculté de médecine de Nancy, particulièrement les Professeurs René Herbeuval, François Streiff, Oliero Guerci, Pierre Alexandre, Gilbert Thibaut, Pierre Lederlin.

Je remercie tous ceux qui m'ont aidé et soutenu dans ce travail, en particulier,

Madame le Docteur Ruth Koblizek, *Josephinum - Sammlungen der Medizinischen Universität Wien,*

Madame Elisabeth Oldham, *Research Associate, Nantucket Historical Association,*

Monsieur le Docteur Louis Moll, neurologue, *Voorburg, Nederland*, à qui je dois d'intéressantes précisions sur la période hollandaise de Landsteiner.

Monsieur le Docteur Thierry Schneider, *Etablissement Français du Sang*,

Préface

Karl Landsteiner, comme beaucoup de pionniers de la médecine, a mis du temps à avoir son biographe, comme si la postérité avait fait montre de quelque ingratitude envers un chercheur dont la découverte la plus notable allait sauver tant de vies. Cette dette morale est aujourd'hui effacée, car Landsteiner a désormais un biographe de qualité en la personne de Jean-Pierre Aymard. Qui pouvait être mieux placé que ce dernier, médecin spécialisé en transfusion sanguine, pour nous conter la vie de cette personnalité cruciale dans l'histoire de la transfusion sanguine ?

Son ouvrage, précis et documenté, va directement aux faits et aux témoignages. Rien d'une hagiographie de savant, comme il s'en est tant publié et s'en publiera encore. Jean-Pierre Aymard ne cherche pas à dissimuler que Landsteiner avait un caractère rugueux, ne cherchant nullement à séduire, encore moins à se faire aimer, et sans charisme autre que celui de son exemple de chercheur rationnel et intuitif. De surcroît, cette biographie met un terme à deux légendes qui ont eu la vie dure : Landsteiner ne mourut pas plus dans son laboratoire que Molière ne succomba en scène, et il ne fut associé que de loin à la découverte du groupe Rhésus.

L'identification des groupes sanguins ABO reste la découverte majeure de ce chercheur que récompensa sur le tard un prix Nobel. Un pas scientifique si important que même son inventeur ne put en apprécier sur le coup l'immensité de la portée. Ses contemporains ne furent pas en reste : près de deux décennies furent nécessaires pour que les médecins transfuseurs des différents pays prennent réellement en compte, dans leur pratique, le groupage ABO.

Le 14 juin, jour anniversaire de la naissance de Karl Landsteiner, a été choisi pour la Journée internationale annuelle du don de sang. Les lecteurs de la présente biographie se sentiront certainement renforcés dans la conviction qu'on ne pouvait faire de meilleur choix.

Dr. Jean-Jacques Lefrère
Professeur d'Hématologie à la faculté de Médecine,
Directeur - Institut National de Transfusion Sanguine.

Je n'ai jamais compris comment le risque d'avoir un biographe n'a jamais dissuadé personne d'avoir une vie.

Emil Cioran

A. E. I. O. U. (Austria Erit In Orbe Ultima)

Devise de l'Empereur Frédéric III

Wer den Dichter will verstehen,
Muss in Dichters Lande gehen.[a]

Wolfgang Goethe

Die Stimme des Intellekts ist leise.[b]

Sigmund Freud

---

[a] Qui veut comprendre le Poète, doit aller au pays du Poète.
[b] L'intelligence parle à voix basse.

Chapitre I

OUVERTURE

C'est entendu, Landsteiner est un grand nom de la médecine ; un nom indissociablement lié à l'histoire des groupes sanguins et de la transfusion sanguine ; un nom borné par deux dates, 14 juin 1868, 26 juin 1943, et par deux villes, Vienne et New York.

Mais derrière ce nom, derrière ce visage sévère et moustachu (figure 1), qui est l'homme ? Quelle fut sa vie ? Sa personnalité ? Sa carrière ? Son œuvre ? A ces questions tout reste flou ou approximatif, trop souvent convenu, fragmentaire, anecdotique.

Sur ses origines, son enfance, son adolescence, sa vie familiale et sociale, ses convictions politiques ou religieuses, l'homme s'est très peu livré : aucun texte autobiographique connu, pas de déclaration publique, aucune explication sur les grands tournants de sa vie, son choix de devenir médecin, son abandon de la religion juive pour le catholicisme en 1890, son mariage en 1916, son départ pour la Hollande en 1919, et pour l'Amérique en 1922. De même, il ne s'est pas, ou peu, exprimé sur les tourments de sa vie et les drames de son époque : la mort précoce de son père en 1875, la mort de sa mère tendrement aimée en 1908, la perte de sa patrie, l'Autriche-Hongrie, en 1918, la fuite en Hollande à la fin de 1919, la montée du nazisme et de l'antisémitisme en Europe. Il ne s'est laissé aller qu'à de rares et pudiques confidences à quelques collaborateurs devenus, avec le temps, des amis [1,2,3] : Constantin Levaditi*, Peyton Rous*, Alexander Wiener*, Merrill Chase*[a].

---

[a] Les personnes dont le nom est suivi du signe * font l'objet d'une notice biographique au chapitre X.

Car Landsteiner est un grand timide, austère et taciturne, peu à l'aise dans la vie sociale et, en conséquence, souvent brusque et épineux.

Sa carrière professionnelle est viennoise, jusqu'au départ en Hollande de 1919, à l'âge de 51 ans : Landsteiner est Docteur en Médecine en 1891[4], maître de conférence (*Privatdozent*) en anatomo-pathologie en 1903, professeur adjoint d'anatomo-pathologie en 1911. Il manifeste un goût précoce pour les sciences fondamentales, et spécialement la chimie : ceci explique sa longue formation post-doctorale de 1891-1893 dans des laboratoires de chimie renommés, à Würzburg, Munich et Zurich. Cette carrière, rectiligne et presque exclusivement viennoise, s'accomplit auprès de maîtres prestigieux, Otto Kahler* en médecine interne, Eduard Albert* en chirurgie, mais surtout Max Gruber* à l'institut d'hygiène et Anton Weichselbaum* à l'institut d'anatomo-pathologie. La carrière hollandaise de Landsteiner est brève, guère plus de deux ans (1920-1922), paisible et banale en apparence. Elle est pourtant capitale : en décembre 1919, Landsteiner fuit la dure et désespérante misère viennoise de l'immédiat après-guerre. Il fuit aussi l'irrémédiable écroulement de l'Autriche-Hongrie, de ce monde où il est né et qu'il a toujours connu, brutalement devenu « le monde d'hier »[5]. A La Haye, Landsteiner accomplit le travail du deuil, deuil de son pays, deuil de sa carrière viennoise, et il reprend ses forces, médite une nouvelle carrière. Celle-ci sera américaine, à l'appel de Simon Flexner*, le directeur de l'Institut Rockefeller à New York. Landsteiner y arrive en avril 1922, il y reste jusqu'à sa retraite en juin 1939 et même jusqu'à sa mort en 1943. Là encore, sa carrière est rectiligne, et en outre exclusivement consacrée à la recherche.

C'est par son oeuvre scientifique que Landsteiner s'est exprimé. C'est en elle que se révèle sa véritable stature : et elle est impressionnante. Il fut un chercheur insatiable et probe, ennemi des annonces bavardes, tapageuses ou des hypothèses légères, un expérimentateur habile, méthodique et prudent. Sa première publication scientifique date de 1892 et, plus de cinquante ans après, à sa mort en 1943, on en dénombrait 346,

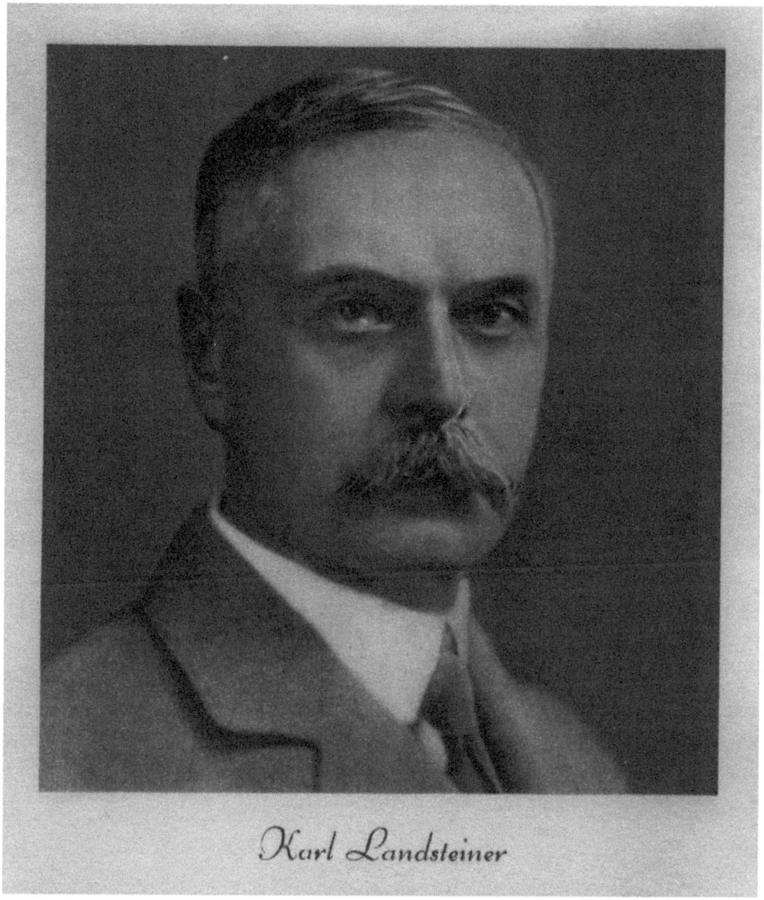

Figure 1 : Karl Landsteiner (14 juin 1868 - 26 juin 1943).

la plupart en allemand et en anglais, mais aussi en français et en hollandais[6]. Son principal titre de gloire, consacré par le prix Nobel en 1930, est évidemment la découverte des groupes sanguins ABO, signalée brièvement dès 1900 et publiée en novembre 1901. Mais il serait injuste d'oublier ses contributions décisives à de nombreux autres domaines de la recherche médicale[7] : ses travaux d'immuno-hématologie avec Julius Donath*et Josef Halban*, ses recherches sur la syphilis avec le vénérologue Ernst Finger*, sur la transmissibilité du virus de la poliomyélite avec Constantin Levaditi*, sa découverte des facteurs M, N, et P avec Philip Levine*, ses travaux d'immunologie fondamentale enfin, portant sur le concept d'haptène, la spécificité immunologique d'espèce, les mécanismes des phénomènes allergiques. Ses recherches sur le « facteur rhésus » méritent une attention particulière puisqu'en ce domaine la postérité scientifique lui attribue, très vraisemblablement, plus d'honneur qu'il n'en mérite, au détriment d'Alexander Wiener* et surtout de Philip Levine*.

En Karl Landsteiner, l'homme, l'oeuvre et l'époque forment ensemble un massif imposant certes, mais sombre et touffu. Alors, approchons, observons et derrière le nom, au sein des fureurs de l'époque, découvrons l'épaisseur de l'homme et le génie de l'oeuvre.

Chapitre II

VIENNE ET L'AUTRICHE-HONGRIE EN 1868

1868 : cette année-là, le 14 juin, naît Karl Landsteiner. L'événement est minuscule : un sujet de plus parmi les peuples de François-Joseph, Empereur et Roi.

1 - François-Joseph et la double monarchie

1868 : François-Joseph, Empereur d'Autriche et Roi de Hongrie, a 37 ans. Il est déjà dans la vingtième année d'un long règne qui s'achèvera à sa mort, le 21 novembre 1916 [1].

Son accession au trône d'Autriche, le 2 décembre 1848, a été la conséquence des secousses révolutionnaires de l'année écoulée. Cette « révolution de 1848 » est l'aboutissement de l'immobilisme politique et social de « l'ère Metternich ». Elle a déjà provoqué la démission et l'exil de Metternich en mars, puis la fuite de la famille impériale à Innsbruck de mai à août. Les violentes émeutes populaires d'octobre, à Vienne, provoquent un deuxième départ de la famille impériale, pour Olmütz [2]. C'est dans cette ville, devant la famille impériale et la cour assemblées dans le palais archiépiscopal, que l'empereur Ferdinand Ier abdique en faveur de son neveu, l'archiduc François-Joseph[3].

Commence alors, pour le jeune souverain de 18 ans - il est né le 18 août 1830 - un long règne de presque 68 ans sur une complexe et fragile mosaïque de peuples aux langues, aux cultures, aux religions diverses. Jusqu'à la défaite militaire et l'effondrement de 1918, l'empire des Habsbourg va vivre une époque brillante et pathétique, qualifiée de « joyeuse apocalypse » par l'écrivain Hermann Broch[4]. En 1859, après les défaites militaires de Magenta et Solferino, l'Autriche perd la

Lombardie. La Vénétie, autre province italienne de l'empire, est perdue en 1866. Cette même année, la défaite de Sadowa face à l'armée prussienne consacre le déclin politique et militaire de l'Autriche et, à l'inverse, l'influence grandissante du royaume de Prusse au sein des états allemands.

De longue date, l'Empire d'Autriche s'est heurté aux ambitions du nationalisme hongrois. En 1867, après de multiples discussions et hésitations, est adopté le compromis austro-hongrois, qui consacre la renaissance du royaume de Hongrie, uni à l'empire d'Autriche dans la « Double Monarchie »[5]. Ce compromis (*Ausgleich*) donne à l'Autriche-Hongrie une assise institutionnelle originale et complexe, avec des ministères communs (Défense, Affaires étrangères, Finances) et deux états souverains unis au sein de la Double Monarchie, dotés chacun d'un parlement bicaméral et d'un gouvernement :

- la partie autrichienne comprend les 17 « royaumes et pays représentés au Conseil d'Empire », constituant la Cisleithanie (du nom de la rivière Leitha - en hongrois Lajtha - petit affluent de la rive droite du Danube faisant frontière entre la Basse-Autriche et le royaume de Hongrie). Sa capitale est Vienne.
- la Transleithanie est constituée du royaume de Hongrie (agrandi de la Transylvanie) et de la Croatie-Slavonie. Sa capitale est Budapest.

Ainsi le 8 juin 1867, François-Joseph Ier, déjà empereur d'Autriche, est couronné roi de Hongrie dans l'église Mathias de Buda, au son de la Messe du Couronnement composée pour l'occasion par Franz Liszt, présent en personne à la cérémonie.

Malgré divers soubresauts financiers, dont le krach boursier de 1873, les années qui suivent le compromis austro-hongrois sont marquées par un spectaculaire essor économique : développement rapide du réseau ferré, essor industriel en Cisleithanie, essor de l'agriculture en Hongrie. En 1868 l'Autriche-Hongrie est une puissance politique, militaire et économique majeure en Europe, d'une superficie de 625 000 km² pour 36 millions d'habitants environ (la Bosnie et l'Herzégovine, occupées militairement en 1878 ne seront annexées qu'en 1908).

2 - Vienne en 1868 : une capitale en plein essor

L'origine de Vienne est très ancienne : sous le nom celte de *Vindobona*, c'est d'abord un modeste oppidum établi vers 70 après J-C par les légions romaines, aux limites de la province de Pannonie, face aux barbares de l'autre côté du Danube. Dix-huit siècles plus tard, en 1868, Vienne est le coeur de la Double Monarchie, résidence de l'empereur et de la cour, siège des ministères communs, capitale de la Cisleithanie[6]. C'est alors une ville de quelque 840 000 habitants (arrondissements du centre et périphériques) [7]. Elle est en vigoureuse expansion démographique, puisqu'elle comptera 1 930 000 habitants en 1910 [8] . Cette croissance rapide est la conséquence d'une forte immigration puisque, dans les années 1880, un peu moins de 40% des résidents sont nés sur place[9]. L'afflux provient de toutes les parties de l'empire mais concerne principalement deux groupes, les tchèques et les juifs :

- les tchèques sont, pour la plupart, originaires de Bohème du sud et de Moravie. Arrivés à la faveur de l'essor économique de la ville, ils sont surtout artisans (tailleurs, cordonniers, maçons...) et ouvriers dans l'industrie (tissages, briqueteries, etc.). Les femmes sont souvent employées de maison. Au recensement de 1890, près de 20% des viennois se déclarent d'origine tchèque.
- la présence d'une petite communauté juive à Vienne est attestée depuis le moyen-âge. Sa vie est longtemps chaotique, faite de périodes de tolérance ponctuées de violences et d'expulsions. Par son édit de tolérance d'octobre 1781 et janvier 1782 (« *Toleranzpatent* »), l'empereur Joseph II libéralise la pratique des cultes non catholiques ; et c'est sous le règne de François-Joseph que les lois constitutionnelles de décembre 1867 donnent aux juifs un statut d'égalité avec les autres sujets de l'empire d'Autriche. Ceci explique le durable et profond loyalisme de la communauté juive envers l'institution impériale et la personne de l'empereur. Cette communauté s'accroît rapidement par afflux de juifs de Hongrie, de Moravie,

de Bohème et, un peu plus tard dans le siècle, des provinces orientales de Galicie, Bucovine et Transylvanie (« *Ostjuden* »). En 1868, la communauté juive de Vienne compte environ 40 000 personnes. Elle en comptera 175 000 en 1910.

Corrélativement à son essor économique et démographique, Vienne vit à cette époque un profond bouleversement urbanistique, avec la destruction des remparts de la vieille ville et l'aménagement du « *Ring* »[10]. Evoquée depuis déjà plusieurs années, la décision de démanteler les fortifications (murailles, fossés et glacis) est prise par ordonnance impériale de décembre 1857. La démolition est achevée en 1865, libérant un large ruban de quelque 300 hectares autour de la vieille ville. Sur cet espace est tracé un vaste boulevard - la *Ringstrasse* - au long duquel sont aménagés des parcs et bâtis, pour la plupart dans la période 1860-1890, des immeubles d'habitation privés et d'imposants édifices publics, civils ou religieux[11].

Chapitre III

UNE JEUNESSE VIENNOISE (1868 - 1891)

----

1 - Les origines, enfance

Dimanche 14 juin 1868 : à Baden, petite ville proche de Vienne, naît Karl Landsteiner. Il est le premier enfant, qui restera unique, de Léopold Landsteiner et de son épouse, née Franziska Hess.

Léopold Landsteiner (figure 2) est né en 1817 à Vienne, dans une famille juive. Son père, Abraham Landsteiner est originaire de Nikolsburg, en Moravie méridionale (actuellement Mikulov, en Tchéquie). Après des études de droit à Vienne, Léopold séjourne plusieurs années en France où il semble avoir mené une existence itinérante puisqu'on trouve sa trace à Clermont-Ferrand en 1844, à Laon en 1844-1845, à Lille, pour des séjours plus ou moins longs. Il gagne sa vie comme professeur d'allemand ou comme conférencier [1]. Il réside longtemps à Paris, où il travaille comme journaliste pour la presse française (il collabore au « Journal des débats », au « Constitutionnel »), et comme correspondant de plusieurs journaux de langue allemande. C'est alors un excellent connaisseur de la situation politique et économique française. En 1848 il rentre à Vienne et, en juillet de la même année, participe, comme rédacteur en chef, au lancement par August Zang du quotidien libéral « *Die Presse* », conçu sur le modèle de « La Presse », journal lancé en 1836 à Paris par Emile de Girardin. En 1854, il fonde son propre journal, le quotidien « *Morgen-Post* », dont il assure la direction jusqu'à sa mort, à l'âge de 57 ans, le 22 février 1875 [2]. A l'époque de la naissance de son fils, c'est une des personnalités les plus en vue de la

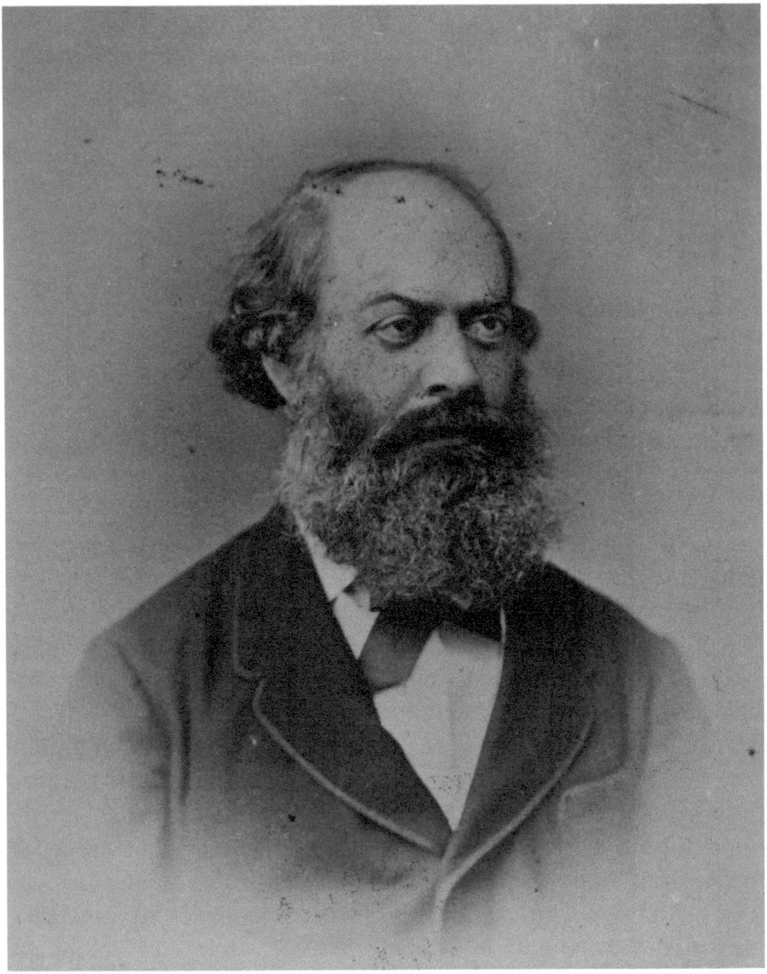

Figure 2 : Portrait (supposé) de Léopold Landsteiner (1817 - 1875).

presse viennoise, particulièrement dans les domaines politiques et économiques. C'est un journaliste respecté pour la qualité de ses articles : précision des informations et des analyses, horreur de tout extrémisme polémique, souci du style enfin. Lorsqu'on évoquait ses qualités de chercheur, sa rigueur et son opiniâtreté, Karl Landsteiner ne manquait pas de rappeler tout ce qu'il devait à l'exemple de son père.

Franziska Landsteiner (figure 3), née Hess, prénommée familièrement « *Fanni* », est beaucoup plus jeune que son mari. Elle est née à Vienne, en mars 1837, dans une famille de commerçants juifs originaire de Prossnitz [3] en Moravie. Mariée en 1867, elle a 31 ans à la naissance de Karl. Veuve à 37 ans, elle n'aura pas d'autre enfant ; elle ne se remariera pas et, en toute apparence, n'aura jamais d'autre amour que son cher Karl.

En 1868 les époux Landsteiner habitent Vienne, quartier de Leopoldstadt, à l'emplacement actuel du *27, Untere Donaustrasse*, dans le IIème arrondissement. C'est aussi le quartier du célèbre musicien Johann Strauss : domicilié de 1867 à 1874 au *54, Praterstrasse*, il est alors un proche voisin de la famille Landsteiner. A cette époque, le quartier est à forte population juive, un tiers environ de la population totale. Cette année-là, comme ils le feront pendant plusieurs étés jusqu'au décès de Léopold, les époux Landsteiner partent pour Baden à la fin mai et s'installent dans la villa d'un ami, Josef Hesky, dirigeant d'une fabrique de papier. La maison est au *531, Neugasse* (actuellement *4, Conrad von Hötzendorfplatz*).

Baden, souvent appelée *Baden bei Wien* pour souligner la proximité de la capitale, est alors une charmante station thermale et climatique, située à 25 km au sud de Vienne, dans les vignobles, à la lisière orientale de la forêt viennoise. Mayerling n'est pas loin, où rôdera l'âme tourmentée de l'archiduc Rodolphe [4]. Les eaux chaudes soufrées de Baden sont connues depuis l'antiquité, pour lesquelles les romains, déjà, construisirent des thermes. La ville fut la résidence d'été de l'empereur François Ier (1765-1835), mais eut bien d'autres

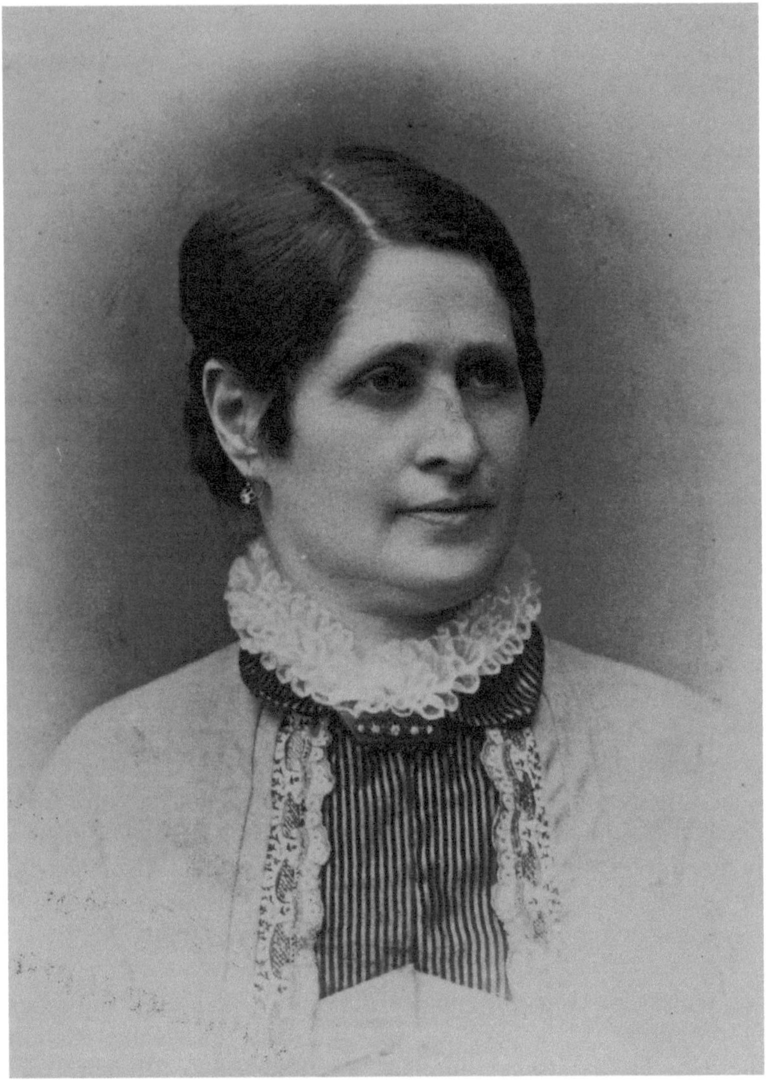

Figure 3 : Portrait de Franziska (« *Fanni* ») Hess, épouse Landsteiner (1837 - 1908).

hôtes célèbres dont Beethoven qui y aurait composé de larges parties de sa *Missa Solemnis* et de sa neuvième Symphonie, ou encore les écrivains Franz Grillparzer et Leopold von Sacher-Masoch, le peintre Moritz von Schwind, le musicien Josef Lanner. Sont nés à Baden, l'actrice Katharina Schratt (1853-1940), amie et confidente de l'empereur François-Joseph depuis les années 1885 jusqu'à sa mort en 1916, l'écrivain Hugo Bettauer (1872-1925), resté célèbre par ses romans, « La ville sans juif » (*Die Stadt ohne Juden. Ein Roman von übermorgen*, 1922) et « La rue sans joie » (*Die freudlose Gasse*, 1924), l'acteur, metteur en scène et producteur Max Reinhardt (1873-1943).

Dans les années 1860, Baden est une destination estivale très prisée de la bourgeoisie viennoise. Karl Landsteiner y naît, un peu par hasard, dans la villa de Josef Hesky le 14 juin 1868. Le même jour, le nouveau-né est inscrit dans le registre de la communauté israélite de Vienne (*Israelitische Kultusgemeinde Wien*). La famille rentre peu après à Vienne, où la circoncision rituelle est célébrée le 21 juin, alors que l'enfant reçoit son prénom juif rituel de Gerschon.

2 - Karl écolier, la mort du père, Karl lycéen

A l'âge de cinq ans, le jeune Karl (figure 4) entre à l'école primaire, pour l'année scolaire 1873-1874. Peu après, le décès brutal de son père en février 1875 est un coup terrible pour Karl et pour sa mère. La dépouille de Léopold Landsteiner est enterrée au cimetière israélite de Währing, faubourg au nord de Vienne. Dans cette période difficile, l'ami Josef Hesky est là, ne ménageant pas son soutien affectif et matériel. Cette mort soudaine et prématurée du père est très vraisemblablement le noeud d'une relation affective étroite, quasiment fusionnelle entre Karl et sa mère, jusqu'à la mort de celle-ci en 1908.

Avec l'année scolaire 1877-1878, Karl, qui a alors neuf ans, commence ses études secondaires au *k. k. Maximilian-*

Gymnasium de Vienne, dans le quartier d'Alsergrund (ouvert en octobre 1871, le *Maximilian-Gymnasium* est au *10, Wasagasse* dans le IXème arrondissement ; il est appelé *Wasagymnasium* après la première guerre mondiale). Une quinzaine d'années plus tard, de 1892 à 1900, Stefan Zweig [5] fréquentera le même lycée, de même que, encore quelques années après, l'écrivain Felix Braun[6] ou le compositeur et chef d'orchestre Erich Kleiber (1890 - 1956). Les études secondaires duraient alors huit années. Karl passe les quatre premières (années 1877-1878 à 1880-1881) et les deux dernières (années 1883-1884 et 1884-1885) au *Maximilian-Gymnasium.* Il suit les classes 5 (1881-1882) et 6 (1882-1883) au *Staatsgymnasium* de Linz en Haute-Autriche. Les résultats de l'élève Karl Landsteiner sont bons et réguliers, sans être exceptionnels : par exemple, il est 12ème sur 37 au classement final de la cinquième année (1881-1882), 8ème sur 30 en septième année (1883-1884). Ses meilleurs résultats sont en sciences naturelles et mathématiques. Il gardera, sa vie durant, un grand intérêt pour cette dernière discipline, occupant volontiers ses loisirs à la lecture d'ouvrages mathématiques. En 1885, le lycéen Karl Landsteiner achève ses études secondaires par un succès aux épreuves écrites (en mai) et orales (en juin et juillet) de l'examen final, la « *Matura* » [7] : les appréciations de ses juges sont moyennes en allemand et en grec (« *befriedigend* » : satisfaisant), en latin (« *genügend* » : assez bien), mais élogieuses en physique et sciences naturelles (« *vorzüglich* » : excellent), ainsi qu'en mathématiques (« *lobenswert* » : digne d'éloge).

3 - Karl étudiant en médecine

L'étudiant Karl Landsteiner entre à la faculté de médecine de l'Université de Vienne à l'automne 1885. Il a dix-sept ans.

A la suite des réformes libérales de l'université conduites, après la révolution de 1848, par le comte Leo Thun[8], ministre des cultes et de l'enseignement, la faculté de médecine de Vienne connaît, dans les années 1870-1880, une phase de croissance et de dynamisme extraordinaires [9]. Elle est alors

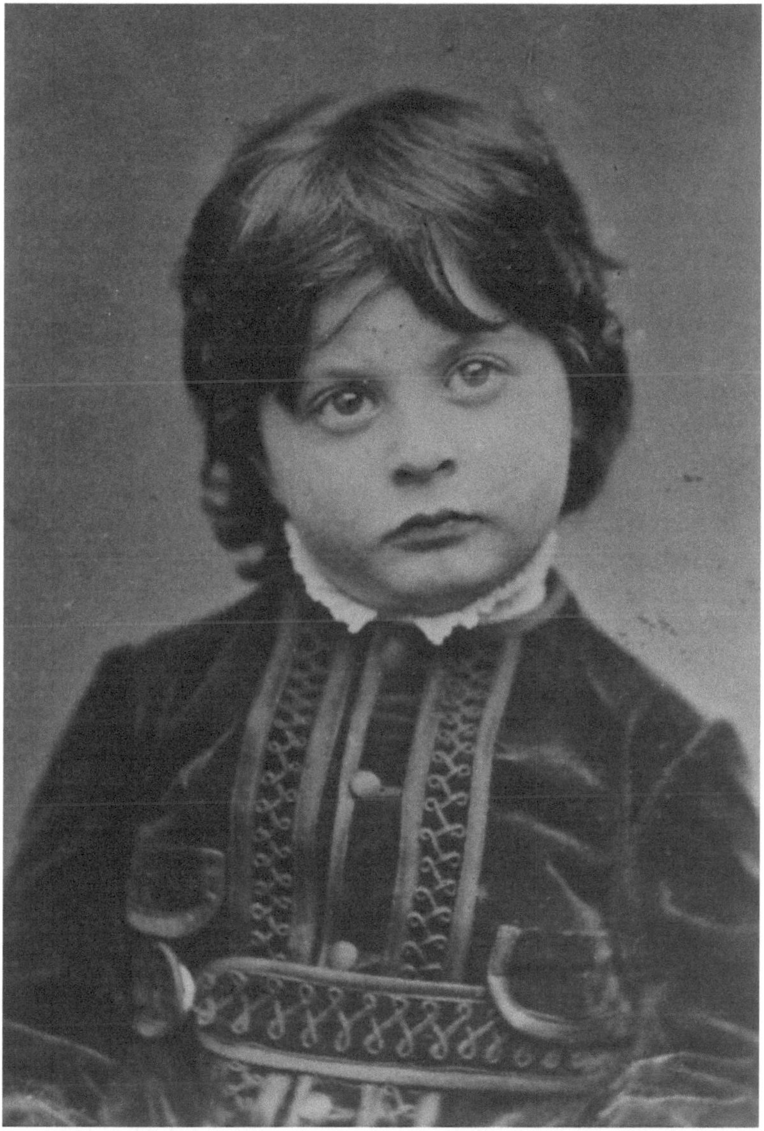

Figure 4 : Karl Landsteiner enfant, à l'âge de cinq ans.

médiocrement installée dans les bâtiments du vieil hôpital général (*allgemeines Krankenhaus*) construit sous le règne de l'empereur Joseph II (né en 1741, fils ainé de l'impératrice Marie-Thérèse, il règne de 1780 à sa mort, en 1790) [10]. C'est pourtant, malgré ses locaux vétustes, la plus grosse faculté de médecine du monde germanophone avec près de 1500 étudiants en 1871[11] et près de 2300 en 1885. Ceux-ci viennent de toutes les provinces de l'empire, de Transleithanie (Hongrie, Croatie, Transylvanie) mais aussi de l'étranger (Russie, Italie, Grèce, Roumanie, Royaume-Uni, Scandinavie, et même Etats-Unis d'Amérique). En 1886, la faculté compte 128 enseignants dont 19 professeurs titulaires (*ordentlicher Professor* ou «*Ordinarius*»), 44 professeurs adjoints ou associés (*ausserordentlicher Professor*), 65 maîtres de conférence (*Privatdozent*). Sa renommée est telle qu'elle attire les meilleurs enseignants et chercheurs d'autres facultés : Ernst Brücke* est venu de Königsberg en 1849, Theodor Billroth* de Zurich en 1867, Otto Kahler* viendra de Prague en 1889, Theodor Escherich* de Graz en 1902. Les études durent cinq ans, organisées en semestres : le semestre d'hiver va d'octobre à fin mars, le semestre d'été d'avril à fin juillet.

L'étudiant Karl Landsteiner consacre logiquement les semestres de sa première année (1885-1886) aux sciences fondamentales. Il suit les cours de chimie médicale d'Ernst Ludwig* et de son élève Julius Mauthner*. Considéré comme le père de la chimie médicale à Vienne, Ludwig est un enseignant enthousiaste, recherché par les étudiants, ainsi qu'un expérimentateur rigoureux. Il influence profondément le jeune Landsteiner, pour qui la chimie restera la matière favorite tout au long des études et qui, dans sa carrière scientifique, abordera toujours les problèmes de sérologie avec l'esprit et les méthodes du chimiste. C'est dans le laboratoire de Ludwig que Landsteiner fera, et publiera en 1892, son premier travail de recherche, sur l'influence de l'alimentation sur la composition chimique du sang (**c-1**). Il suit aussi les cours d'anatomie et de dissection de Carl Langer* et de Carl Toldt*, les cours de physiologie de Ernst Brücke* et de son élève Sigmund Exner*. La première année de l'étudiant Karl Landsteiner comporte aussi des enseignements de zoologie, de botanique, de physique et d'histologie.

Les semestres de la deuxième année (1886-1887) sont encore partiellement consacrés à la physiologie avec les enseignements de Ernst Fleischl von Marxow* et Heinrich Obersteiner*. Mais déjà, Landsteiner aborde les disciplines cliniques. Il suivra l'enseignement théorique et clinique de maîtres prestigieux dont beaucoup ont laissé un nom dans l'histoire de la médecine : Hermann Nothnagel*, Heinrich von Bamberger*, Otto Kahler* en médecine interne, Theodor Billroth* et Eduard Albert* en chirurgie, Gustav Braun* en obstétrique et gynécologie, Hermann Widerhofer* en pédiatrie, Carl Stellwag von Carion* en ophtalmologie, Ernst Finger* en dermato-vénérologie, Hanns Kundrat* et son élève Alexander Kolisko* en histologie et anatomo-pathologie, Theodor Meynert* en psychiatrie, Eduard Hofmann* en médecine légale.

L'année 1887-1888 est celle du service militaire (*Militärdienstpflicht*). Karl Landsteiner est incorporé en novembre 1887, pour un an, pendant lequel il peut néanmoins suivre les 5ème et 6ème semestres de ses études médicales. Son livret militaire de l'époque fournit des précisions sur sa personne, indiquant qu'il a les cheveux, les sourcils et les yeux bruns, qu'il mesure 1,785 m (on ne transige pas sur la précision dans l'Armée Impériale et Royale!), qu'il parle et écrit l'allemand (!). Du 1er octobre 1888 au 30 septembre 1889, tout en continuant ses études, il fait encore un an de service volontaire (*Einjährig-Freiwilliger*) à l'hôpital de garnison de Vienne, situé dans l'enceinte de l'hôpital général.

En février 1891, il réussit son troisième et dernier oral de doctorat (*Rigorosum*) [12]. Le 21 février 1891, Karl Landsteiner est admis au grade de Docteur en Médecine de l'Université de Vienne. Il a vingt-deux ans.

4 - Conversion au catholicisme

Pendant ses études de médecine, Landsteiner vit seul avec sa mère dans une relation d'étroite affection mutuelle. Ils habitent alors au *3, Günthergasse*, dans le IXème arrondissement, tout près de l'hôpital général. C'est alors que Karl décide, après semble-t-il bien des hésitations et de longues discussions avec sa mère, d'abandonner la religion juive pour se convertir au catholicisme. Le jeudi 4 décembre 1890, dans la *Schottenkirche*[13], Landsteiner est reçu au sein de l'église catholique romaine, sous les noms de baptême de Karl, Otto.

Cette décision, ni le fils ni la mère ne l'ont jamais explicitée, laissant place aux suppositions. A l'époque elle n'est d'ailleurs pas exceptionnelle puisqu'entre 1868 et 1903, 9000 juifs viennois environ se sont convertis, au catholicisme pour la plupart[14]. Enfant, adolescent, étudiant, le jeune Landsteiner n'a jamais manifesté d'intérêt particulier aux questions religieuses. Toutefois il a vraisemblablement été confronté à l'antisémitisme diffus et tenace qui travaille alors la société viennoise avec l'arrivée massive de juifs de Moravie ou des provinces orientales de l'Empire (Galicie, Bucovine, Transylvanie). Dans les années 1880 et 1890, les juifs sont nombreux à l'université de Vienne, environ 30% de l'ensemble des étudiants, et spécialement à la faculté de médecine, qui compte 40% d'étudiants juifs[15]. L'écrivain et médecin Arthur Schnitzler[16], dont les études secondaires et universitaires précèdent de quelques années celles de Landsteiner, décrit cette atmosphère dans son autobiographie:

> « Pour nous, jeunes gens, et plus précisément, pour nous, juifs, la question était à cette époque très actuelle, car l'antisémitisme croissait et fleurissait avec de plus en plus de force dans les milieux estudiantins. Les corporations national-allemandes avaient commencé à exclure les juifs et les descendants de juifs. / ..... / ; les provocations entre individus isolés, dans les

> amphithéâtres, les couloirs, les laboratoires, étaient monnaie courante. »[17]

L'antisémitisme agitait aussi le corps professoral et l'illustre chirurgien Theodor Billroth* lui-même, dans un ouvrage de 1876 sur « L'enseignement et l'apprentissage des disciplines médicales dans les universités de la nation allemande »[18], avait eu des propos ambigus :

> « On oublie souvent complètement que les juifs forment une nation nettement distincte, et qu'un juif ne pourra, aussi peu qu'un Persan, qu'un Français, qu'un Néo-Zélandais ou qu'un Africain, jamais devenir un allemand. »[19]

Billroth, toutefois, eut ultérieurement une attitude plus claire, et fut membre fondateur de l'association de lutte contre l'antisémitisme (*Verein zur Abwehr des Antisemitismus* : association fondée à Vienne en 1891, à laquelle appartint aussi Hermann Nothnagel*) [20].

Sans être formellement interdits aux juifs, les postes éminents de l'armée, de l'administration civile et de l'université étaient préférentiellement attribués aux catholiques. A la faculté de médecine de Vienne, si les médecins juifs étaient nombreux parmi les maîtres de conférences (*Privatdozent*) et les professeurs adjoints ou associés (*ausserordentlicher Professor*), il était beaucoup plus rare qu'ils deviennent professeurs titulaires (« *Ordinarius* »). Ainsi, plutôt que comme un véritable élan religieux, la conversion de Landsteiner au catholicisme apparaît comme une décision stratégique, vraisemblablement inspirée et encouragée par « *Fanni* » Landsteiner pour favoriser la vie professionnelle et la carrière académique de son cher Karl [21].

Chapitre IV

FORMATIONS POST-DOCTORALES (1891-1895)

Son diplôme de Docteur en médecine obtenu, Landsteiner entreprend une longue formation post-doctorale qui durera près de cinq ans. Surtout, cette formation est originale par son caractère mixte, médical et scientifique : elle débute par un stage de médecine de quelques mois en 1891, se poursuit en 1891-1893 par de longs séjours dans des laboratoires de chimie et s'achève par un stage de chirurgie en 1894-1895. Il y a là, manifestement, un plan de carrière et l'exposé d'une méthode: Landsteiner exprime, à la fois, son attrait pour une carrière de recherche en biologie humaine et sa conviction qu'elle doit être menée avec les outils et les méthodes du chimiste. En conséquence, il se détourne vite de la médecine clinique, qu'il n'exercera, en fait, jamais.

1 - Médecine interne

Landsteiner commence sa formation post-doctorale dans les premiers mois de 1891, à la Deuxième Clinique Médicale de l'Université de Vienne. Il y reste une grande partie de l'année. Ce service est dirigé depuis 1889 par Otto Kahler* (figure 5), venu de la faculté de médecine de Prague après le décès du titulaire précédent, Heinrich von Bamberger*.

2 - Landsteiner chimiste

Dans le domaine de la chimie, la formation post-doctorale de Landsteiner est particulièrement soignée, avec de longs séjours dans des laboratoires de chimie organique parmi les plus renommés du monde universitaire germanique [1].

A la fin de l'année 1891, il quitte Vienne pour l'Allemagne ; il passe le semestre d'hiver 1891 – 1892 à

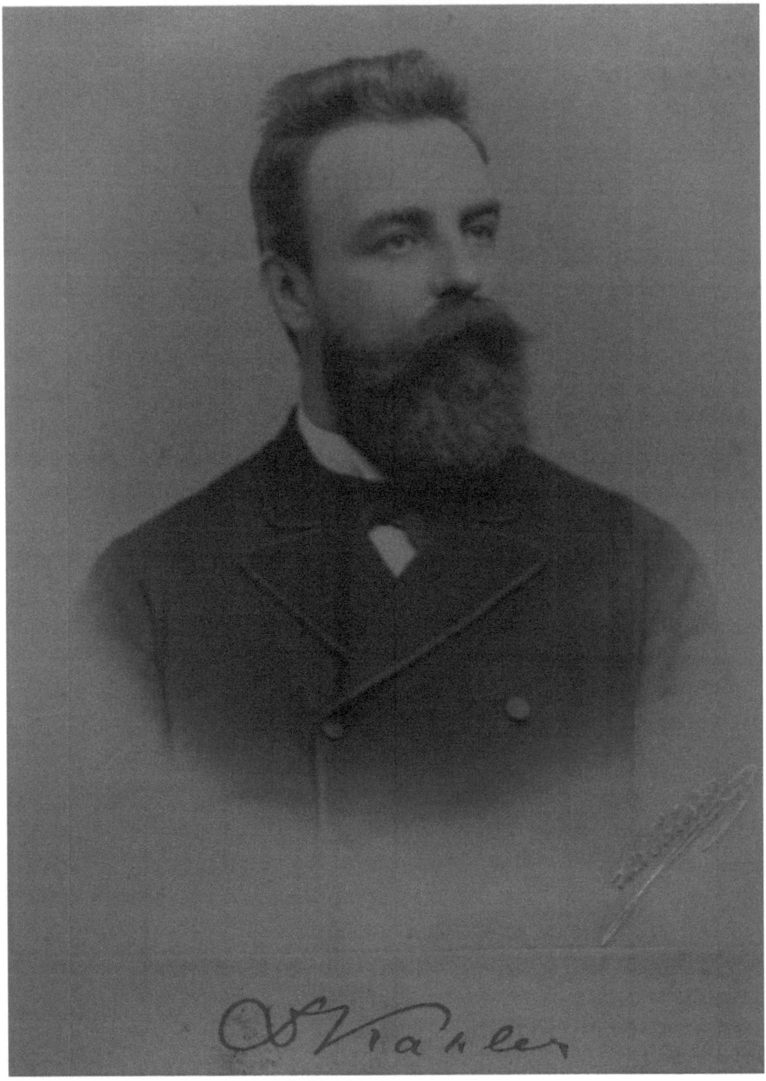

Figure 5 : Otto Kahler*(1849-1893), Professeur titulaire et directeur de la Deuxième Clinique Médicale de l'Université de Vienne, où Landsteiner commence sa formation post-doctorale au début de 1891.

Würzburg, dans le laboratoire de chimie du Professeur Hermann Emil Fischer*. Celui-ci est alors un des maîtres de la chimie organique allemande; il recevra le prix Nobel de chimie, en 1902, pour ses travaux sur la synthèse des sucres et des purines. Dans l'équipe de Fischer, Landsteiner développe ses compétences en chimie organique, connaissances théoriques mais surtout acquisition des techniques de laboratoire. Fischer lui confie un travail sur les propriétés du glycéraldéhyde, groupe chimique à deux atomes de carbone (CHO – CH2OH) considéré comme un sucre simple. Ce travail est publié en 1892 dans les Comptes Rendus de la Société allemande de Chimie (**c-2**). Ce séjour à Würzburg s'avérera capital pour l'œuvre à venir de Landsteiner : en effet, c'est à l'exemple des travaux de Fischer sur la chimie des sucres, qu'il va mûrir les idées et les méthodes qu'il appliquera plus tard à la chimie des antigènes et des réactions sérologiques.

L'étape suivante est Munich, où Landsteiner passe le semestre d'hiver 1892-1893 dans le laboratoire du Professeur Eugen Bamberger*. Un peu plus jeune que Fischer, Bamberger n'est encore que professeur adjoint. C'est déjà, néanmoins, une figure marquante de la chimie organique. Il est reconnu comme chercheur imaginatif, expérimentateur à la fois inventif et rigoureux. En outre, c'est un enseignant vivant et clair, très proche des jeunes chimistes de son équipe, soucieux de leur formation théorique et pratique. Dans le laboratoire de Bamberger, Landsteiner travaille sur la réaction du diazobenzène à l'action oxydante du permanganate de potassium. Cette étude est publiée en 1893, elle aussi dans les Comptes Rendus de la Société allemande de Chimie (**c-3**).

Après Munich, toujours en 1893, Landsteiner est à Zurich, à l'Institut Fédéral Polytechnique, dans le laboratoire du Professeur Arthur Hantzsch*. Il y travaille sur un sujet de chimie organique, la transformation des pseudonitroles en ketoximes, dont les résultats seront publiés en 1896, toujours dans les Comptes Rendus de la Société allemande de Chimie (**c-7**).

3 - Retour à Vienne, Chirurgie

Landsteiner revient à Vienne pour terminer sa formation post-doctorale. Il fait un très long stage, étendu sur 1894 et 1895, dans la Première Clinique Chirurgicale de l'Université. Ce service est dirigé par le Professeur Eduard Albert*, un des pionniers de la greffe de nerf et de la chirurgie articulaire, par ailleurs très brillant conférencier [2]. Landsteiner travaille surtout avec les assistants d'Albert, Adolf Lorenz* (qui sera ultérieurement reconnu comme le père de la chirurgie orthopédique autrichienne [3]) et Julius Schnitzler*, le jeune frère de l'écrivain Arthur Schnitzler, surtout spécialisé en chirurgie digestive. Son travail quotidien consiste à rédiger et tenir à jour les observations des patients, rédiger les comptes rendus opératoires, assurer les aides opératoires (*Operationzögling*), faire lui-même enfin, sous le contrôle des « seniors », certains gestes chirurgicaux simples.

Chapitre V

LES ANNEES D'ASSISTANAT (1896-1907)

----

1 - Landsteiner à l'institut d'hygiène (1896-1897)

Dès octobre 1895, Max Gruber*, professeur d'hygiène et directeur de l'institut d'hygiène propose au conseil de faculté la nomination de Landsteiner à un poste d'assistant. Cette nomination entérinée, c'est en janvier 1896 que Landsteiner prend son poste d'assistant à l'institut d'hygiène de la faculté de médecine de Vienne, pour une période initialement fixée à deux ans mais qui ne durera que 18 mois[1]. Il a 27 ans (figure 6).

Max Gruber* est professeur titulaire (« *Ordinarius* »), directeur de l'institut d'hygiène depuis 1891. Celui-ci est pauvrement installé dans quatre pièces d'une grande bâtisse vétuste de la *Schwarzspanierstrasse*, jouxtant le vieil hôpital général et appelée « l'ancienne manufacture d'armes » (*alte Gewehrfabrik*). Les locaux sont exigus car la bâtisse est partagée entre plusieurs instituts et laboratoires : outre l'institut d'hygiène, elle abrite les locaux des chaires d'anatomie et de physiologie, ainsi que les instituts d'embryologie, d'histopathologie et de chimie pathologique ! Ces médiocres conditions matérielles ne seront probablement pas étrangères au départ de Gruber, en 1902, pour la chaire et l'institut d'hygiène de la faculté de médecine de Munich où il terminera sa carrière professorale.

A l'arrivée de Landsteiner, le principal thème de recherche du laboratoire est la sérologie antibactérienne, particulièrement l'analyse du « phénomène de Pfeiffer » (*Pfeiffer'sches Phänomen*). Bactériologiste allemand et élève de Robert Koch, Richard Pfeiffer*, étudie dans les années 1894-1895, l'infection expérimentale du cobaye par le vibrion cholérique (*Vibrio cholerae* : bactérie à Gram négatif, en forme de bâtonnet incurvé, munie d'un flagelle qui lui donne sa mobilité ; c'est l'agent du choléra). Après injection intra-péritonéale d'une culture de vibrion à un cobaye, Pfeiffer constate la mobilité des germes et leur multiplication jusqu'à la mort de l'animal. Par contre, la même injection à un cobaye déjà immunisé contre le choléra n'est pas mortelle, les vibrions perdant très vite leur mobilité : ils prennent une forme arrondie, pâlissent rapidement et disparaissent du liquide de la cavité péritonéale [2]. A Vienne, Gruber et l'un de ses élèves, l'anglais Herbert Edward Durham* (1866-1945) parviennent à reproduire *in vitro* le phénomène de Pfeiffer : en présence d'un sérum de cobaye immunisé, les vibrions s'immobilisent et s'agglutinent en amas. Gruber et Durham étendent ensuite leurs recherches au pouvoir agglutinant du sérum humain sur diverses bactéries, dont le bacille de la fièvre typhoïde (*Salmonella typhi*). Dès 1896, à peu près au même moment que Fernand Widal (1862-1929) et Jean-Athanase Sicard (1872-1929) à Paris, ils proposent cette réaction d'agglutination pour le diagnostic rapide de la typhoïde. Elle sera ultérieurement connue sous le nom de réaction de Gruber-Widal [3, 4, 5, 6].

En sérologie et bactériologie, l'expérience de Landsteiner est encore limitée ; mais il possède un solide bagage théorique et expérimental en chimie organique. Il s'attaque, dès 1896, à l'évaluation quantitative et cinétique des outils méthodologiques conçus par Pfeiffer, Gruber et Durham : immunisation animale contre les bactéries, agglutination et transformation des bactéries par des sérums immuns *in vivo* (phénomène de Pfeiffer) et *in vitro*. Il montre d'abord que l'agglutination bactérienne par un sérum immun n'est que partiellement spécifique : dans le cas d'un sérum de cobaye immunisé contre *Bacillus typhimurium*, l'agglutination est complète pour cette bactérie mais existe aussi, incomplète et moins intense, pour des espèces bactériennes plus ou moins voisines telles que *Bacillus pyocyaneus*, *Bacillus enteritidis*, *Bacillus typhi*, *Bacillus coli*, *Bacillus prodigiosus*, *Bacillus megatherium* [7]. Puis il évalue la survie de cobayes infectés par injection intra-péritonéale de *Bacillus typhimurium* en quantités

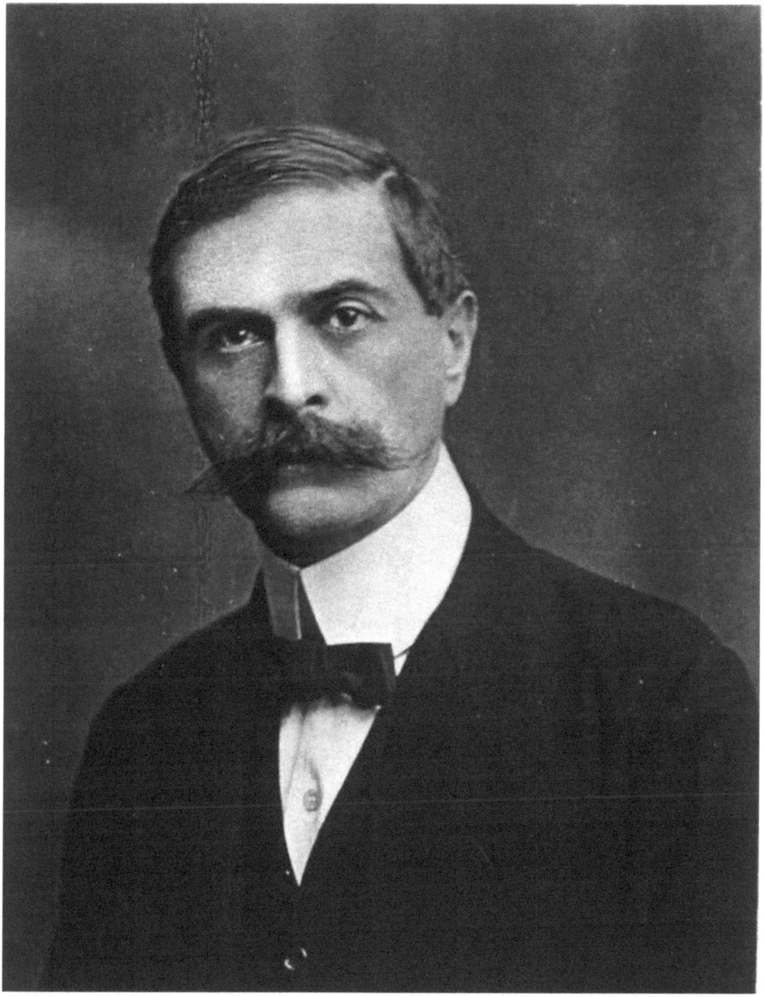

Figure 6 : Karl Landsteiner jeune, au début de ses années d'assistanat (vers 1896).

croissantes : la durée de survie augmente lorsque diminue la charge bactérienne injectée ; surtout, l'allongement de cette survie devient très net quand un volume de sérum immun est ajouté à l'injection bactérienne. Enfin, sur un modèle expérimental de culture *in vitro*, Landsteiner analyse la cinétique de prolifération bactérienne en fonction de divers paramètres, comme l'apport de sérum de cobaye immun ou non-immun et l'apport d'exsudat péritonéal de cobaye (utilisé à l'état frais, ou modifié par centrifugation ou congélation). Ce travail, publié en mai 1897 dans la *Wiener klinische Wochenschrift* (**c-8**), porte déjà la marque de son auteur : il est long, lent, austère, méthodique, scrupuleusement factuel, avec des conclusions curieusement laconiques, prudentes, presque timorées. Telle sera, jusqu'au bout, la démarche scientifique de Landsteiner.

Celui-ci réalise d'autres travaux expérimentaux à l'institut d'hygiène, mais qui ne seront publiés que plus tard, alors qu'il a déjà rejoint Anton Weichselbaum* à l'institut d'anatomo-pathologie. Dans l'un d'entre eux, il étudie le pouvoir inhibiteur du sérum de lapins immunisés contre le bacille cholérique (*Vibrio cholerae*) sur la croissance *in vitro* de cette bactérie : il montre que la croissance bactérienne, évaluée sur l'aspect clair ou trouble du milieu ainsi que sur le nombre de colonies bactériennes en gélose, diminue en présence de quantités croissantes de sérum immun (**c-11**).

Dans un autre travail, publié en mars 1899, Landsteiner s'écarte du champ de la bactériologie (**c-12**). Reprenant le modèle expérimental de Pfeiffer, il injecte, dans la cavité péritonéale de lapins, du sang défibriné de cobaye, de chien ou de cheval ; il observe que le pouvoir d'hémolyse (« *die lösende Wirkung* ») ou d'agglutination («*die agglutinierende Wirkung*») du sérum de ces lapins augmente nettement en comparaison de celui d'animaux témoins. De plus, ces modifications apparaissent spécifiques d'espèce : ainsi, l'augmentation du pouvoir agglutinant du sérum de lapins recevant du sang de chien est particulièrement nette avec les hématies de chien. Cette étude paraît marginale par rapport à la thématique de recherche de l'équipe de Gruber, centrée sur les bactéries ; et Landsteiner lui-même n'en a probablement pas perçu d'emblée toute l'importance. Pourtant, son caractère fondateur de toute l'oeuvre à venir sur les groupes sanguins mérite d'être souligné.

A l'été 1897, probablement en juillet soit quelques mois avant l'échéance officielle prévue en décembre, Landsteiner quitte son poste d'assistant à l'institut d'hygiène. Il ne s'est pas clairement expliqué sur ce départ, qui ne tient sûrement pas à un désaccord personnel, professionnel ou scientifique avec Gruber[8]. Plutôt faut-il y voir, simplement, un attrait pour la stature d'enseignant et de chercheur de Weichselbaum, ainsi que pour les perspectives de recherche, et de carrière, qu'offre un poste auprès d'un tel maître. En effet, le laboratoire de bactériologie de Weichselbaum est, à l'époque, très renommé pour la qualité et le modernisme de son équipement [1].

2 - Landsteiner à l'institut d'anatomo-pathologie (1897-1907)

Landsteiner a vingt-neuf ans lorsqu'il arrive à l'institut d'anatomo-pathologie, en novembre 1897, comme assistant volontaire non rémunéré (il deviendra assistant titulaire, rémunéré, en octobre 1898). Il y restera jusqu'en décembre 1907, dix années parmi les plus fécondes de sa vie professionnelle, marquées par un travail colossal : travail de routine avec plus de 3600 autopsies, mais surtout travail de recherche dont témoignent près de soixante-quinze publications dans des revues médicales. Dans cette « décennie prodigieuse », d'intense activité professionnelle, Landsteiner est célibataire. Il reste très étroitement lié à sa mère. Son unique distraction semble être la musique, particulièrement la pratique régulière de son « Bechstein »: c'est à l'époque un remarquable pianiste, admirateur et interprète assidu des sonates de Beethoven.

L'institut d'anatomo-pathologie est installé dans un vaste bâtiment relativement récent, ouvert en 1862, construit dans l'enceinte de l'hôpital général et qui abrite aussi l'institut de médecine légale et l'institut de chimie clinique. Anton

Weichselbaum* en est le directeur, professeur titulaire d'anatomo-pathologie depuis 1893. C'est un maître recherché, exigeant et critique, dont les thèmes de recherche sont centrés sur la bactériologie. Outre Landsteiner, plusieurs de ses collaborateurs tels que Jakob Erdheim*, Anton Ghon*, Oskar Stoerk*, Richard Wiesner ou Adriano Sturli*, laisseront un nom dans l'histoire de la médecine viennoise (figure 7).

En décembre 1899, alors qu'il est un des assistants de Weichselbaum depuis deux ans, Landsteiner se porte candidat à un poste de prosecteur dans un hôpital de Trieste ; mais sa candidature, vraisemblablement motivée par des raisons salariales, n'est pas retenue. En 1902, il devient membre titulaire (*ordentliches Mitglied*) de la Société Impériale des Médecins de Vienne. En mars 1903, il passe avec succès l'épreuve d'habilitation à la maîtrise de conférence (*venia legendi*) : devant un jury composé des professeurs Ernst Ludwig*, August Vogl*, Alexander Kolisko* et Anton Weichselbaum*, il fait une leçon sur la dégénérescence graisseuse (« *Über fettige Degeneration* »). Avec avis unanimement favorable du jury il est nommé, en mai 1903, maître de conférence en anatomo-pathologie à la faculté de médecine de l'Université de Vienne (*Privatdozent für pathologische Anatomie*). Ce grade de *Privatdozent* ne donnait droit à aucune rémunération par l'université.

La décennie 1897-1907 est prodigieuse dans l'oeuvre scientifique de Landsteiner ; mais l'analyse exhaustive des travaux de cette période serait assurément fastidieuse. Il a semblé préférable de les regrouper en trois thèmes : la découverte des groupes ABO, l'immuno-hématologie et la maladie de Donath-Landsteiner, les recherches sur la syphilis.

Découverte des groupes sanguins ABO. C'est pour Landsteiner l'aboutissement d'une lente progression intellectuelle et expérimentale faite d'une succession de glissements : glissements méthodologiques depuis l'agglutination des bactéries jusqu'à l'agglutination d'hématies animales puis d'hématies humaines, glissements conceptuels

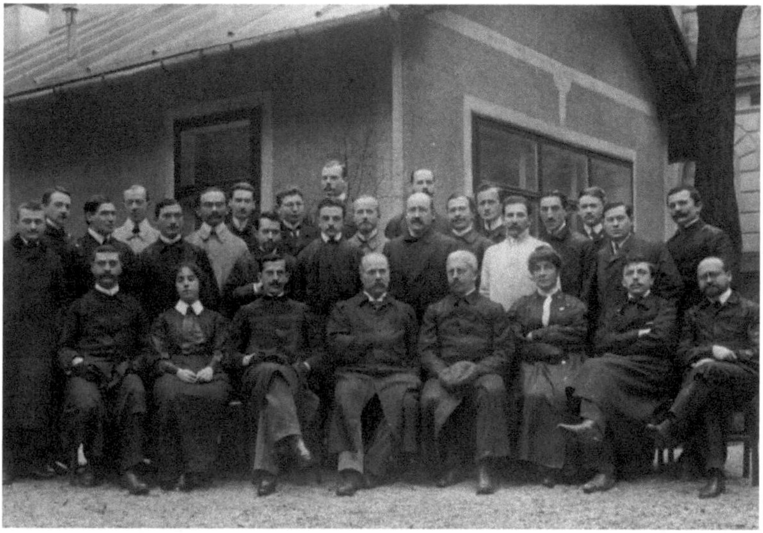

Figure 7 : Anton Weichselbaum*, assis au centre, et son équipe, en 1905. On reconnaît, assis au premier rang, Karl Landsteiner à l'extrême gauche, Oskar Stoerk* à la droite de Weichselbaum, Anton Ghon* à la gauche de ce dernier, Richard Wiesner à l'extrême droite. Jakob Erdheim* est parmi les collaborateurs debout au second plan (neuvième tête à partir de la gauche).

depuis un phénomène pathologique, d'origine infectieuse, jusqu'à un phénomène physiologique. La découverte des groupes sanguins ABO apparaît donc comme la lointaine conséquence, longuement mûrie entre 1896 et 1900, des travaux confiés par Max Gruber* au jeune Landsteiner sur l'analyse du « phénomène de Pfeiffer »[9].

Dans un article publié dans une revue de bactériologie et daté du 10 février 1900 (**c-13**), Landsteiner écrit : « Le sérum d'individus humains sains provoque l'agglutination non seulement des hématies animales mais aussi, souvent, des hématies d'autres individus ». Curieusement, cette affirmation pourtant claire apparaît timide : elle n'est pas formulée dans le corps du texte mais dans une note infra-paginale et, en outre, elle est assortie d'un commentaire indécis : « Il reste à déterminer si ce phénomène résulte de différences individuelles primitives, ou s'il est la conséquence de dommages, éventuellement d'origine bactérienne »[10].

Mais « l'acte de naissance » des groupes sanguins, et précisément des principaux d'entre eux, les groupes ABO, ne paraît qu'en 1901, dans le numéro 46, du 14 novembre, de la *Wiener klinische Wochenschrift* (**c-17**). Landsteiner y présente, en deux tableaux principaux, les résultats de tests d'agglutination entre sérums et hématies de douze personnes apparemment en bonne santé (six hommes, collaborateurs de l'institut d'anatomo-pathologie dont Adriano Sturli*, Jakob Erdheim*, Oskar Stoerk* et Landsteiner lui-même, et six accouchées). Il met ainsi en évidence l'existence de trois groupes, A, B et C, qui obéissent aux règles suivantes :
• le sérum d'un sujet A agglutine les hématies des sujets B, mais pas celles des autres sujets A ;
• les hématies des sujets A sont agglutinées par le sérum des sujets B ;
• le sérum d'un sujet C agglutine les hématies des sujets A et B mais pas celles des autres sujets C (figure 8).
Landsteiner indique avoir également étudié un autre groupe de dix personnes mais, curieusement désinvolte, n'en expose pas les résultats, se contentant de signaler qu'ils sont identiques à

Tabelle I, betreffend das Blut sechs anscheinend gesunder Männer.

Sera	Dr. St.	Dr. Plecn.	Dr. Sturl.	Dr. Erdh.	Zar.	Landst.
Dr. St.	—	+	+	+	+	—
Dr. Plecn.	—	—	+	+	—	—
Dr. Sturl.	—	+	—	—	+	—
Dr. Erdh.	—	+	—	—	+	—
Zar.	—	—	+	+	—	—
Landst.	—	+	+	+	+	—
Blutkörperchen von:	Dr. St.	Dr. Plecn.	Dr. Sturl.	Dr. Erdh.	Zar.	Landst.

Figure 8 : Reproduction du Tableau I de l'article *princeps* sur la découverte des groupes sanguins (*Wiener klinische Wochenschrift*, 1901, 14, pp. 1132-1134). On remarque que Landsteiner (Landst.) et Stoerk (Dr. St.) sont du même groupe ; leur sérum (lignes 1 et 6) agglutine toutes les hématies sauf celles du même groupe : c'est le groupe C (actuellement désigné O). Sturli (Dr. Sturl.) et Erdheim (Dr. Erdh.) sont du même groupe (lignes et colonnes identiques) ; ce groupe (A ou B ?) est différent de celui de Landsteiner et Stoerk. Leur sérum n'agglutine que les hématies des deux personnes restantes, Pletschnig (Dr. Plecn.) et Zaritsch (Zar.), qui appartiennent à un troisième groupe (B ou A ?).
La modestie maladive de Landsteiner apparait dans ce tableau : il se désigne par la seule abréviation de son nom (Landst.) alors que l'abréviation du nom de ses camarades d'expérience est précédée de leur grade de Docteur en Médecine (Dr.). Zaritsch, technicien de laboratoire, n'avait pas le grade de Docteur.

ceux du précédent groupe[11]. Toujours prudent dans sa démarche scientifique, il n'envisage que brièvement les immenses conséquences de son travail : il évoque une éventuelle utilité en médecine légale, qui sera analysée dans un article de 1903 cosigné avec Max Richter*(**c-28**), puis conclut, avec une sobriété presque comique, que « … ces observations permettent d'expliquer les résultats variables des transfusions sanguines humaines »[12]. Cette publication a une audience initiale modeste. Pourtant, d'innombrables travaux complémentaires viendront, peu à peu, en révéler la puissance fondatrice[13].

Certes, cet article primordial n'est pas sans imperfection : le nombre de sujets testés est faible et les conditions expérimentales ne sont que très sommairement décrites. Pourtant, le sobre et robuste génie de Landsteiner s'impose par deux affirmations simples mais fondamentales :

- chez l'homme, l'agglutination des hématies d'un individu par le sérum d'autres individus est un phénomène normal [14] ;
- ces phénomènes d'agglutination obéissent à des règles précises, qui permettent de classer les individus en trois groupes.

La découverte du groupe AB est attribuée à Alfred von Decastello* (figure 9) et Adriano Sturli*, en 1902 [15]. Sur ce point, toutefois, la vérité est plus complexe. Decastello et Sturli sont deux jeunes médecins de la Deuxième Clinique Médicale de la faculté (professeur Edmund Neusser*), collaborateurs occasionnels de Landsteiner à l'institut d'anatomo-pathologie. Ils confirment, sur le sang de 155 personnes dont 34 sujets sains et 121 patients atteints d'affections très disparates, la classification en trois groupes proposée par Landsteiner. Mais quatre personnes, soit 2,6%, n'appartiennent à aucun de ces trois groupes : leur sérum n'agglutine pas les hématies A, B ou C et leurs hématies, au contraire, sont agglutinées avec les sérums A, B et C. Pourtant, loin de proposer une modification en quatre groupes de la classification initiale, ils considèrent ces quatre cas comme des exceptions (« *Ausnahmen* »), sans type particulier (« *ohne Typus* »). Ainsi, Decastello et Sturli ont bien eu sous les yeux le groupe AB : ils l'ont vu, mais ils ne l'ont

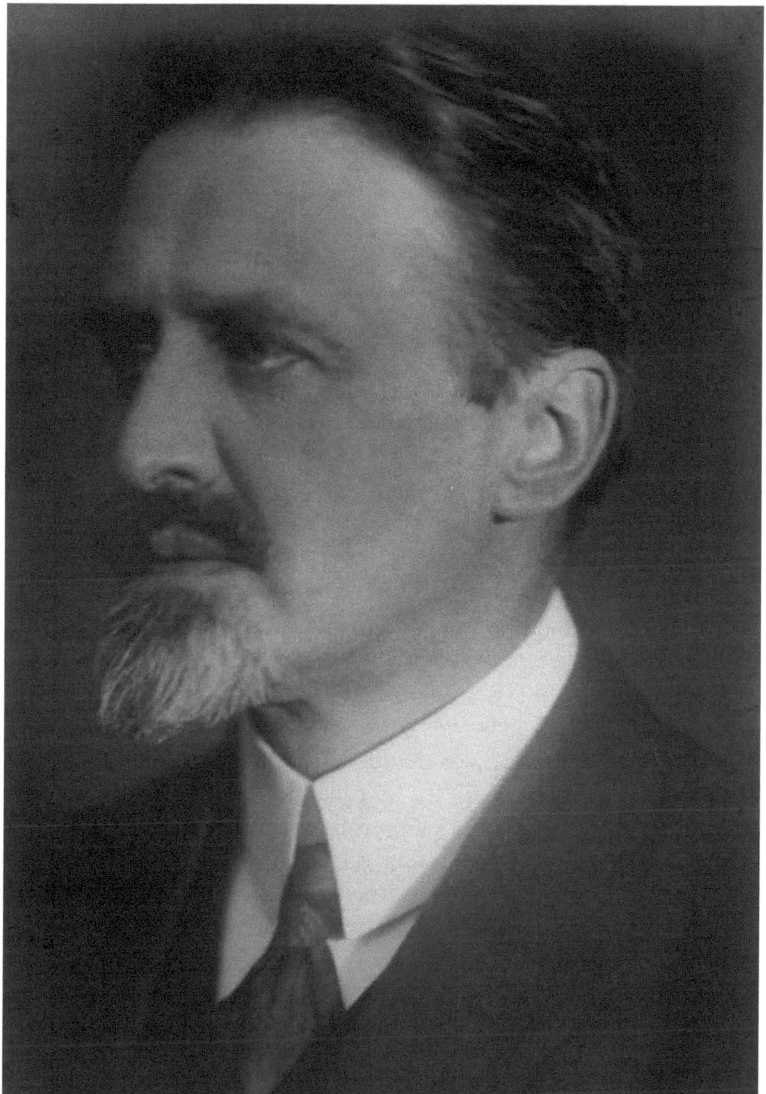

Figure 9 : Alfred Decastello-Rechtwehr* (1872-1960).

pas reconnu ! La conception actuelle, en quatre groupes, ne s'imposera que quelques années plus tard. Elle est clairement reconnue dès 1909 par Landsteiner lui-même (il fait une description complète de cette organisation en quatre groupes dans le chapitre « *Hämagglutination und Hämolyse* » qu'il écrit pour l'édition de 1909-1913 du *Handbuch der Biochemie des Menschen und der Tiere* de Carl Oppenheimer) (**c-106**).

A l'époque de la découverte des groupes ABO, la transfusion sanguine est un acte thérapeutique d'exception, ultime recours le plus souvent, d'efficacité médiocre, aléatoire, très inconstante ; et la découverte de Landsteiner ne modifie pas cette situation. Ce n'est que plusieurs années après, en 1907, que Ludvig Hektoen propose, pour réduire le risque des transfusions, de choisir un donneur...du même groupe que le receveur [16] !

La transmission héréditaire des caractères A, B et C paraît avoir été envisagée, par Landsteiner lui-même, dès 1903 (**c-28**). Elle est suspectée vers 1908 par Reuben Ottenberg*[17], puis confirmée en 1910 par Emil von Dungern* et Ludwik Hirszfeld*[18]. Mais ce n'est qu'en 1924 que Felix Bernstein* élucide le mécanisme exact de cette transmission, avec son système de trois gènes allèles dominants (A et B) et récessif (O) sur un locus unique[19, 20]. Les premières études sur la répartition ethnique des groupes sanguins ABO sont dues à Hirszfeld et son épouse Hanna, tous deux médecins au service de l'armée serbe pendant la première guerre mondiale : elles concernent les multiples ethnies composant les armées alliées et les populations réfugiées de la région de Salonique [21]. Peu après, en 1923, est découverte la forte prévalence du groupe O chez les indiens d'Amérique [22, 23].

La nomenclature du système fit longtemps problème[24]. À la place des trois groupes A, B et C de Landsteiner, von Dungern et Hirszfeld proposent une organisation en quatre groupes définis par la présence, ou l'absence, de deux agglutinines dans le sérum (α et β) et de deux agglutinogènes sur les hématies (A et B). Ils proposent en outre de nommer par la lettre O le groupe C de Landsteiner. Selon une pieuse tradition, le choix de cette lettre aurait été fait en référence à l'absence (*ohne*) d'agglutinogène sur les hématies : cette explication est, certes, un bon moyen mnémotechnique pour les étudiants en médecine mais n'a aucun fondement historique avéré ! Par contre, c'est bien Hirszfeld qui est à l'origine de l'ambiguïté entre les dénominations alphabétique (la lettre O) et numérique (le chiffre 0) : de retour à Varsovie après la première guerre mondiale, il tenta durant l'entre-deux-guerres, et avec quelque succès, de substituer l'usage du zéro (« *Null* ») à celui de la lettre O [25].

D'autres classifications ont été proposées. Celle de Jan Jansky*, en 1907, est en quatre groupes numérotés par des chiffres romains de I à IV. Malheureusement, publiée dans une revue de peu d'audience, en langue tchèque et sous un titre peu explicite (« Etudes hématologiques dans les maladies mentales »), elle resta longtemps méconnue [26]. La classification de l'Américain William Moss*, en 1910, est elle aussi en quatre groupes numérotés par des chiffres romains, mais dans un ordre différent [27] !

La nomenclature des groupes ABO, diverse d'un pays à un autre et jusque dans un même pays, devient alors cacophonique. En 1921, un comité conjoint de l'*American Association of Immunologists* et de l'*American Association of Pathologists and Bacteriologists* recommande l'usage de la classification de Jansky [28]. Cette recommandation fut peu suivie, même aux Etats-Unis où la classification de Moss resta majoritaire ; mais il est piquant de constater qu'elle le fut par Landsteiner lui-même dans ses publications de l'époque ! Enfin, c'est sur proposition de Landsteiner lui-même, que la *Division of Medical Sciences of the National Research Council* et l'*American Association of Immunologists* demandent en 1927 le retour à la classification en A, B, O, AB [29]. La cacophonie s'apaise enfin peu à peu, alors que cette classification s'impose mondialement.

LANDSTEINER (1901)	JANSKY (1907)	MOSS (1910)	Von DUNGERN HIRSZFELD (1910-1911)	Recommandation NRC* (1927)
C A B	I II III IV	IV II III I	O (α, β) A (β) B (α) AB (-)	O A B AB
* NRC : *National Research Council,* sur proposition de Landsteiner				
Nomenclatures des groupes ABO (1901-1927)				

Fondation de l'immuno-hématologie, la maladie de Donath-Landsteiner. Comme suite logique à la découverte des groupes sanguins ABC, ultérieurement dénommés ABO, Landsteiner entreprend l'exploration des mécanismes immunologiques d'agglutination et de destruction des hématies. Il le fait en chimiste, fort de son solide bagage dans cette discipline, et à sa manière méthodique, précautionneuse et obstinée. Dans la courte période allant de 1901 à 1904, il y consacre la très grande majorité de ses vingt-huit publications scientifiques.

Reconnaissant que les anticorps des sérums normaux sont des mélanges, il imagine des méthodes de purification, par agglutinations successives de suspensions d'hématies d'origines différentes (**c-19**). De même, dans un sérum donné, il s'efforce d'individualiser, par des méthodes chimiques ou de dilution, les fractions les plus agglutinantes (**c-22**). Au cours de recherches faites en collaboration avec le gynécologue Josef Halban*, Landsteiner met en évidence, entre des sérums de mères et de leurs enfants nouveau-nés, des différences dans leurs capacités d'agglutination et d'hémolyse des hématies de lapin (**c-18, c-20**). À cette occasion, il entrevoit et exprime clairement la notion d'immaturité immunologique du nouveau-né («...l'organisme du nouveau-né, comparé à celui de l'adulte, doit être considéré comme incomplètement développé.») [30].

Landsteiner conçoit très tôt la réaction d'agglutination comme une réaction chimique (**c-23**) et en analyse méthodiquement les facteurs de modification, tels que la température et la concentration en hématies (**c-26, c-31**). Il observe que les agglutinines « immunes » sont plus résistantes à la chaleur que les agglutinines « normales », première avancée vers la distinction maintenant classique entre anticorps anti-érythrocytaires immuns et naturels. Il conçoit et met en œuvre des méthodes de lavages des hématies et de libération des anticorps déjà fixés, qui préfigurent les méthodes actuelles de fixation-élution. Il étudie le phénomène d'auto-agglutination des hématies à froid (**c-33**), rapporté à la présence d'agglutinines froides. Enfin, il étudie les phénomènes d'agglutinations des hématies provoqués par divers agents chimiques, tels que la lécithine, l'acide silicique (*Kieselsäure*), l'acide stannique, les hydroxydes de fer ou d'aluminium, et il les compare aux réactions d'agglutinations immunologiques (**c-34, c-39**). On l'aura compris à la lecture de ce catalogue : Landsteiner est bien le père fondateur de l'immuno-hématologie moderne, dont il a esquissé ou précisé, en quelques années d'intense activité scientifique, la plupart des méthodes et des concepts.

Ces recherches trouvent leur accomplissement dans un travail de 1904 cosigné avec Julius Donath*, où est décrite l'hémoglobinurie paroxystique « *a frigore* », connue depuis sous le nom de maladie de Donath-Landsteiner (**c-40**). Julius Donath est alors médecin-assistant du Professeur Hermann Nothnagel*, qui dirige la Première Clinique Médicale de la faculté (figure 10). L'article, qui présente les cas de trois patients hémoglobinuriques, est un chef-d'œuvre de méthodologie scientifique : il démontre la présence, dans le sérum de ces patients, d'une hémolysine qui se fixe sur les hématies à froid (30 min à + 5°C) et les détruit à 37°C avec l'aide du complément (communément appelé, à cette époque , « alexine »). Ce travail ruine l'hypothèse de Paul Ehrlich*, qui expliquait l'hémolyse lors de l'exposition des malades au froid par la libération de substances d'origine vasculaire, toxiques pour les hématies. Enfin, modestement, Donath et Landsteiner reconnaissent ne pas avoir d'explication étiologique ; mais ils soupçonnent le rôle des maladies infectieuses...et particulièrement de la syphilis, ce que maints travaux ultérieurs viendront confirmer.

Recherches sur la syphilis. En 1905, Fritz Schaudinn* et le dermatologue Paul Erich Hoffmann* identifient l'agent étiologique de la syphilis, *Treponema pallidum.* Peu après, en 1906, Landsteiner et Viktor Mucha* rapportent sa mise en évidence par la technique du microscope à fond noir (*Dunkelfeldbeleuchtung*) (**c-66**). Ils peuvent ainsi étudier les modifications de mobilité et de survie des tréponèmes sous l'effet de la température ou de divers sérums humains ou animaux (**c-70**). En présence de sérums de patients syphilitiques, en particulier, ils constatent une immobilisation des tréponèmes ; toutefois, peu convaincus du caractère constant et spécifique de cet effet, ils ne se décident pas à le proposer comme test diagnostique de la syphilis. Pourtant, ils ouvraient la voie à Nelson et Mayer avec leur méthode d'immobilisation des tréponèmes, publiée en 1949 et restée longtemps un test de référence pour le diagnostic de syphilis [31].

A la même époque, 1905-1906, Landsteiner et le vénérologue Ernst Finger* établissent, de façon certaine, la transmissibilité de la syphilis par inoculation au singe (**c-47, c-58**) ; ils démontrent, avec ce même modèle expérimental, la contagiosité des gommes syphilitiques. Enfin, dans une série d'articles de 1907, Landsteiner, Rudolf Müller* et Otto Pötzl* font une analyse critique du test de Wassermann[32], proposé l'année précédente pour le diagnostic sérologique de la syphilis (**c-74, c-80, c-81**). Leurs résultats sont étonnants, posément dévastateurs et, malgré tout, constructifs. Landsteiner, Müller et Pötzl mettent en pièces l'idée de la spécificité du test de Wassermann pour la syphilis, obtenant des réactions similaires avec des extraits alcooliques de tissus humains normaux ou de tissus animaux. Pourtant, ils ne dénient pas l'utilité du test et avancent l'hypothèse d'un composant antigénique, peut-être lipidique (« *lipoide Stoffe* »), commun au tréponème et à certains tissus normaux : cette idée s'avérera fructueuse,

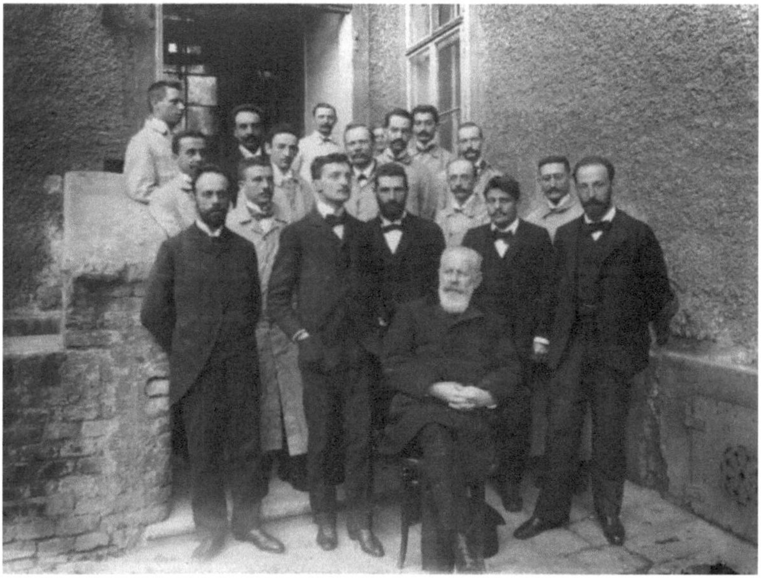

Figure 10 : Photographie de groupe avec Hermann Nothnagel* (1841-1905), assis au centre, entouré de ses assistants et élèves de la Première Clinique Médicale de l'Université de Vienne. Julius Donath* (1870-1950) est debout au premier rang, à l'extrême gauche (photographie sans date, probablement entre 1900 et 1903).

ouvrant la voie à la préparation de réactifs plus fiables (ce fut longtemps un extrait alcoolique de coeur de boeuf) et, finalement, à une amélioration du test.

L'oeuvre syphiligraphique de Landsteiner est maintenant un peu oubliée ; elle fut néanmoins considérable, permettant plusieurs avancées importantes dans la compréhension et le diagnostic de la maladie [33, 34].

Chapitre VI

PROSECTORAT, ULTIMES ANNÉES VIENNOISES (1908-1919)

----

1 - Landsteiner prosecteur à l'hôpital Wilhelmine

En décembre 1907, Landsteiner a 39 ans lorsqu'il prend la direction, avec le titre de prosecteur [1], du service d'anatomo-pathologie de l'hôpital Wilhelmine (*Wilhelminenspital*) situé à Ottakring [2] dans la partie ouest de Vienne [3]. Il remplace Richard Wiesner (1875-1954), un autre assistant de Weichselbaum, qui occupait le poste à titre intérimaire (Wiesner reviendra au *Wilhelminenspital*, comme prosecteur titulaire, en 1920 après le départ de Landsteiner en Hollande). Landsteiner quitte donc, après dix ans, l'institut d'anatomo-pathologie : le motif de ce changement de carrière est, très probablement, avant tout salarial. Certains ont évoqué une mésentente avec Weichselbaum, éventuellement sur fond d'antisémitisme. Ceci est invraisemblable : Weichselbaum n'a jamais manifesté de sentiment antisémite et plusieurs de ses proches collaborateurs, Oskar Stoerk* ou Jakob Erdheim*, étaient juifs ; il a toujours soutenu sans ambiguïté la carrière médicale et scientifique de Landsteiner et, en particulier, il a appuyé sa candidature à l'hôpital Wilhelmine. Enfin, parallèlement à sa nouvelle fonction, Landsteiner poursuit régulièrement des travaux de recherche à l'institut d'anatomo-pathologie.

A son nouveau poste, Landsteiner reste sous le poids de l'incessant fardeau des autopsies. Il réussira malgré tout à garder une importante activité de recherche. Sa carrière académique progresse : maître de conférence (*Privatdozent*) depuis mai 1903, il est proposé en juin 1909 par le conseil des professeurs de la faculté de médecine de Vienne (par 25 voix contre 1) au poste de professeur adjoint d'anatomo-pathologie (*ausserordentlicher Professor*). Sa nomination est acceptée par

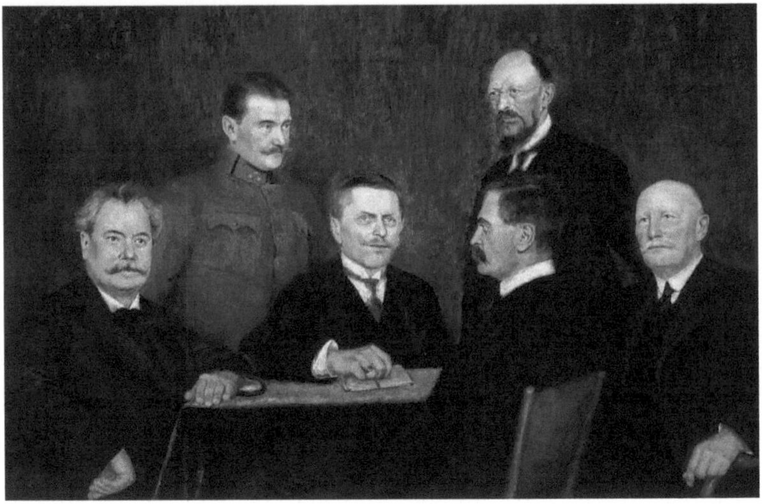

Figure 11 : Portrait de groupe des médecins chefs (*Primarärzte*) de l'hôpital Wilhelmine, en 1917 :

• Debout à gauche : Pr. Dr. Friedrich Wechsberg (1873-1929), en uniforme, chef du service de médecine interne de 1912 à 1929.

• Debout à droite : Pr. Dr. Friedrich Friedländer (1876-1926), chef du service de chirurgie, élève d'Eduard Albert*.

• Assis, de gauche à droite :

Dr. Pospichill (1868-1933), pédiatre-infectiologue, élève de Hermann Widerhofer*.

Dr. Schönbauer, conseiller aulique (*Hofrat*), directeur de l'hôpital,

Pr. Dr. Karl Landsteiner, prosecteur,

Dr. Karl Foltanek (1856-1942), chef du service de pédiatrie, élève de Hermann Widerhofer*.

l'Empereur en janvier 1911 et signée peu après par le ministre des cultes et de l'enseignement, le comte Karl von Stürgkh. Elle est effective en février 1911, sans toutefois donner droit à un salaire de l'Université (*unbesoldeter Professor*).

A titre militaire, Landsteiner est élevé en juillet 1910 au rang de médecin-chef (*Oberartz*). Lorsque commence la Grande Guerre, un hôpital militaire est ouvert dans des baraquements installés dans l'enceinte de l'hôpital Wilhelmine (*Kriegsspital Nr 1*) et en 1915, outre sa charge à l'hôpital civil, Landsteiner en devient prosecteur (figure 11). En 1917, en reconnaissance de ses services, il est élevé à la dignité de « Conseiller » (*Regierungsrat*).

2 - Bouleversements familiaux

Pour Landsteiner, le lundi 6 avril 1908 est un jour tragique : Franziska Landsteiner, « *Fanni* », la mère tendrement aimée, meurt, à l'âge de 71 ans (figure 12). Elle est enterrée le 8 avril dans le carré israélite du cimetière central de Vienne[4] (figure 13). Peyton Rous*, qui fût à New York un proche ami de Landsteiner - son laboratoire de l'institut Rockefeller était à l'étage au-dessus de celui de Landsteiner - raconte que ce dernier garda toute sa vie le masque mortuaire de sa mère accroché au mur de sa chambre [5]. Ceci n'est pas avéré ; il est vrai, par contre, qu'il conserva toujours avec lui une photographie de sa mère.

Lorsqu'en août 1914 éclate la première guerre mondiale, Landsteiner est âgé de 46 ans. Il est encore célibataire et demeure, depuis ses années d'assistanat, au *6, Frankgasse*, à l'angle de *Garnisongasse* dans le IXème arrondissement, tout près de l'hôpital général. Le samedi 4 novembre 1916, il épouse Léopoldine Hélène Wlasto (figure 14). La cérémonie a lieu dans la *Schottenkirche*, où Landsteiner avait été converti au catholicisme en décembre 1890. Hélène Wlasto (ou Wlastos), née le 30 août 1880 à Vienne, est d'origine grecque par son père et de religion orthodoxe (elle se

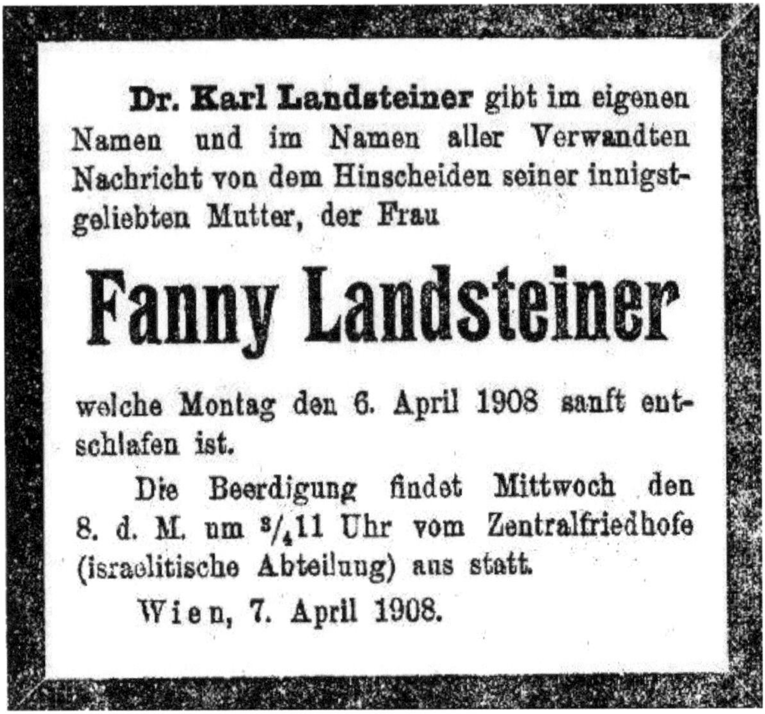

Dr. Karl Landsteiner gibt im eigenen Namen und im Namen aller Verwandten Nachricht von dem Hinscheiden seiner innigstgeliebten Mutter, der Frau

Fanny Landsteiner

welche Montag den 6. April 1908 sanft entschlafen ist.

Die Beerdigung findet Mittwoch den 8. d. M. um $^3/_4$11 Uhr vom Zentralfriedhofe (israelitische Abteilung) aus statt.

Wien, 7. April 1908.

Figure 12 : Avis de décès de Franziska Landsteiner, paru dans le journal *Neue freie Presse*, édition du mardi 7 avril 1908.

convertira au catholicisme en 1918). Elle est actrice de théâtre. Karl et elle se connaissent depuis plusieurs années. Son père, Jakob Emanuel Wlastos, est un des responsables laïcs de la paroisse grecque orthodoxe de Vienne et il assure les fonctions de sacristain de l'église orthodoxe Saint-George dans la *Griechengasse*. Sa mère, née Rosina Kaindl, est native de Bohème. Dès novembre 1916, les nouveaux époux emménagent dans une maison de Purkersdorf, petite ville de la grande banlieue occidentale de Vienne. Leur fils Ernst, Karl, qui sera leur unique enfant, naît le 8 avril 1917.

3 - Recherches sur la poliomyélite

Nommé prosecteur, Landsteiner n'a pas pour autant abandonné la recherche médicale. Il poursuit ses travaux dans son propre laboratoire de l'hôpital Wilhelmine et à l'institut d'anatomo-pathologie ou Weichselbaum met à sa disposition un petit laboratoire aménagé dans l'animalerie. Ces travaux concernent essentiellement la poliomyélite [6,7], encore souvent appelée, à l'époque, maladie de Heine-Medin [8]. Elle sévit alors depuis plusieurs années, par bouffées épidémiques, en Basse-Autriche et particulièrement à Vienne, où le service de pédiatrie de l'hôpital Wilhelmine accueille de nombreux enfants atteints.

Une particularité des travaux de Landsteiner sur la poliomyélite est d'avoir été faits, pour une grande partie, en collaboration avec Constantin Levaditi* à l'institut Pasteur de Paris. Ils ont été l'objet de douze publications en français entre 1909 et 1911, dans des revues françaises (Annales de l'institut Pasteur ; Comptes rendus des séances de la société de biologie ; Comptes rendus des séances de l'académie des sciences). Outre les liens d'amitié entre Landsteiner et Levaditi, noués dès 1904 à Vienne, l'origine de cette collaboration réside dans l'importante animalerie de l'institut Pasteur : la grande singerie aménagée pour les recherches sur la syphilis s'avéra précieuse pour les recherches sur la poliomyélite. Ces travaux sont menés à bien sans que Landsteiner ne vienne à Paris : les plans de recherche sont définis par échanges de courriers, le matériel

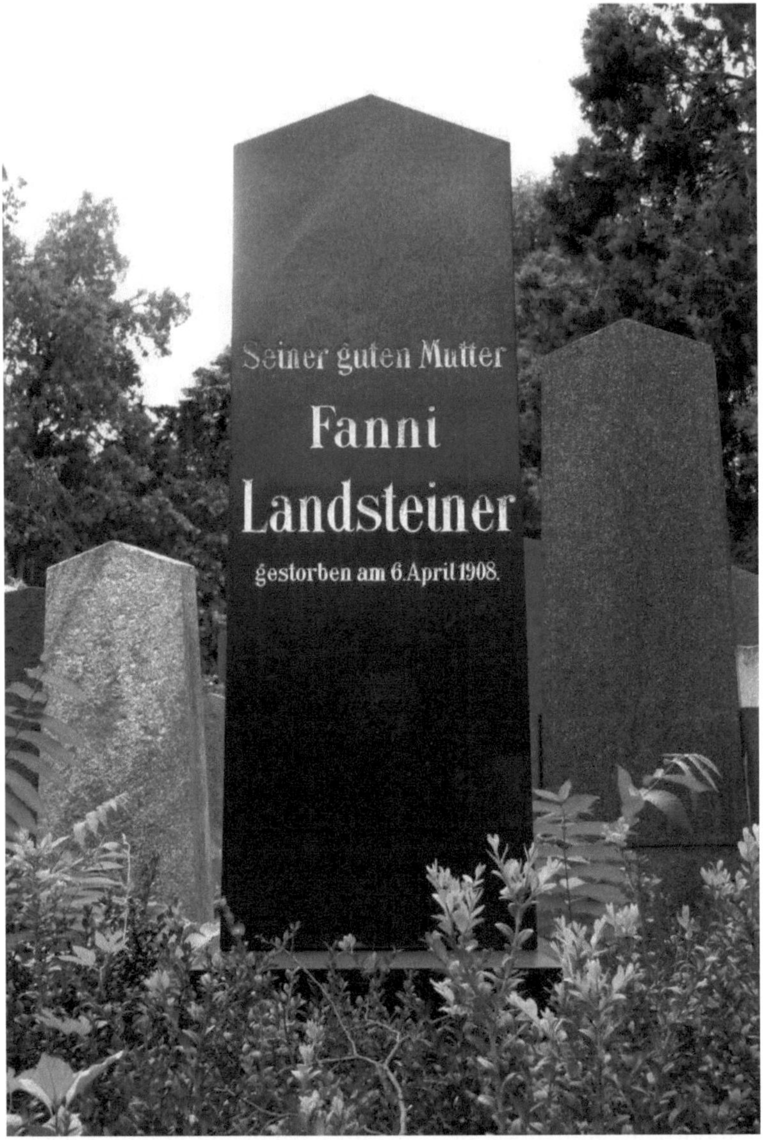

Figure 13 : Stèle funéraire de Franziska (« *Fanni* ») Landsteiner (1837-1908) dans le vieux cimetière juif du cimetière central de Vienne.

expérimental expédié entre Vienne et Paris, les inoculations aux singes faites à l'animalerie de l'institut Pasteur, les résultats rédigés par Levaditi et révisés par Landsteiner. Ce dernier vient pourtant une fois à Paris, mais au début de 1914, lorsqu'il est élevé au grade de Chevalier de la Légion d'Honneur, à titre étranger, par décret daté du 23 février 1914, en sa qualité de « Professeur d'anatomie pathologique à l'université de Vienne»[a].

Le premier travail de Landsteiner sur la poliomyélite est pourtant purement viennois. Il date de 1908-1909 et établit la transmissibilité de la maladie au singe (**c-92, c-100**). A l'autopsie d'un garçon de neuf ans mort de poliomyélite, Landsteiner et le pédiatre Erwin Popper* préparent une suspension stérile de la moelle épinière de l'enfant dans de l'eau salée isotonique et l'injectent dans la cavité péritonéale de deux singes (*Cynocephalus hamadryas* et *Macacus rhesus*). L'un meurt au huitième jour, tandis que l'autre, qui développe une paralysie flasque des membres postérieurs, est sacrifié au dix-septième jour. A l'autopsie, les deux animaux présentent des lésions histologiques de la moelle épinière identiques à celles de la maladie humaine. Des tentatives similaires de transmission au lapin, au cobaye, à la souris s'avèrent infructueuses. De même, Landsteiner et Popper échouent dans leurs tentatives de passage de la maladie d'un singe infecté à un singe sain.

Malgré l'éloignement géographique, la collaboration entre Landsteiner et Levaditi va se révéler remarquablement fructueuse (figure 15). Alors que cela n'avait pu être réalisé dans l'étude viennoise initiale, ils réussissent le passage en série de l'agent infectant, d'un singe à un autre, par voie péritonéale ou intra-cérébrale (**c-103, c-104**). Ils définissent plusieurs caractères importants de cet agent : sa filtrabilité à travers des filtres de porcelaine (bougies de Berkefeld et de Chamberland) (**c-105**), sa conservation prolongée dans la glycérine

[a] Information fournie par la Grande Chancellerie de la Légion d'Honneur, 1 rue de Solferino, Paris (VII).

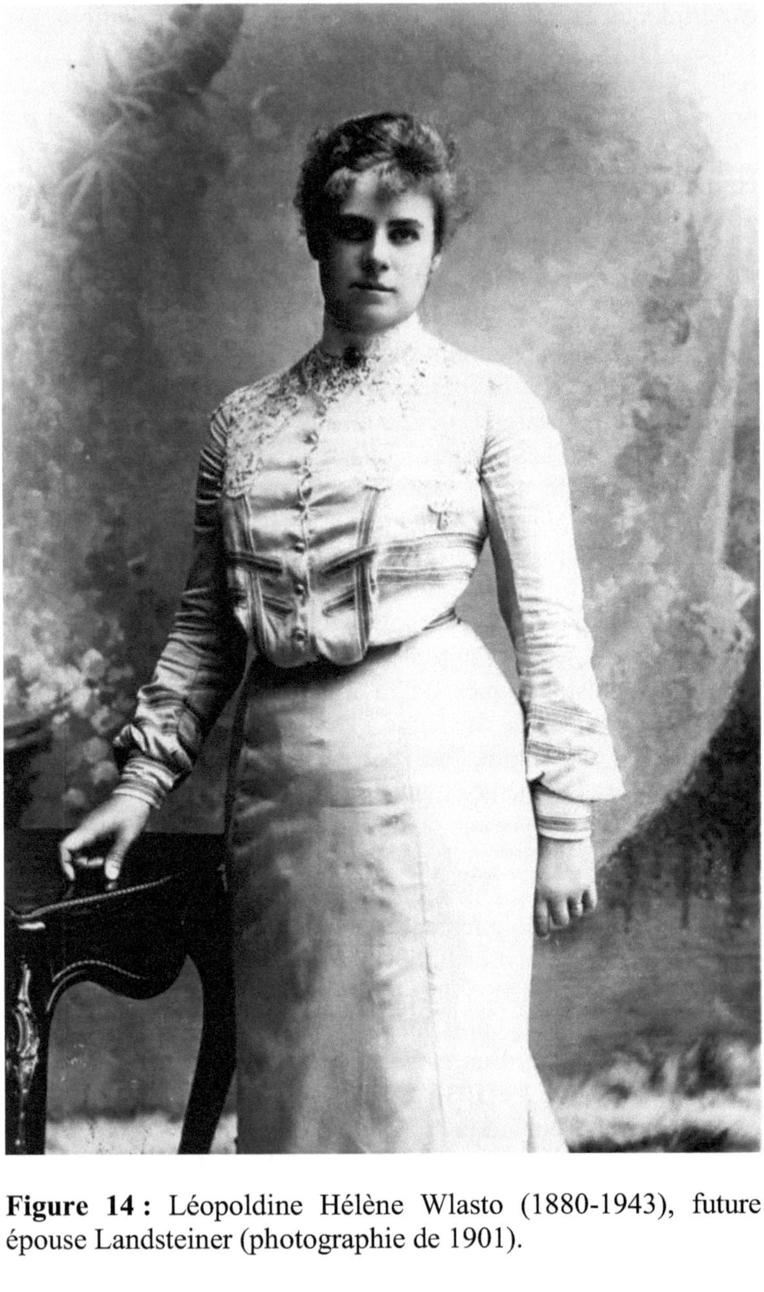

Figure 14 : Léopoldine Hélène Wlasto (1880-1943), future épouse Landsteiner (photographie de 1901).

additionnée d'eau salée isotonique (**c-103**), sa résistance à la congélation, à la dessiccation, à l'action de la bile (**c-127**), sa sensibilité à l'action *in vitro* de l'eau oxygénée ou du permanganate de potasse (**c-116**), sa présence dans les amygdales et le pharynx d'enfants infectés, ainsi que dans la muqueuse olfactive et le mucus nasal du singe (**c-127, c-128**).

Concernant les mécanismes immunitaires de la maladie, Landsteiner et Levaditi en affirment le caractère protecteur chez l'animal. Ils écrivent : « Nos expériences ont montré que les singes qui survivent à une attaque aiguë de poliomyélite, jouissent d'un état réfractaire pour ainsi dire absolu : ils supportent, sans nul trouble apparent, une inoculation d'épreuve mortelle pour les témoins » (**c-116**). Enfin, abordant le problème de la vaccination, ils montrent que celle-ci est possible, du moins sur le singe, par des injections sous-cutanées de moelle vieillie et desséchée, ou de moelle chauffée à 50°C (**c-116, c-127**). Outre leur importance scientifique, ces travaux coopératifs entre Landsteiner et Levaditi sont admirables par leurs modalités : avec leurs échanges de méthodes, de matériel, d'échantillons et de résultats, ils préfigurent les études pluricentriques actuelles.

Landsteiner et Levaditi n'ont pas limité leur collaboration à la poliomyélite. Selon le même modèle expérimental, ils étudient aussi la transmission au chimpanzé de la scarlatine (**c-119, c-126, c-130**) et du pemphigus infectieux aigu (**c-120, c-124**) : ces travaux furent réalisés, en partie, lors d'un séjour de Levaditi à Vienne en février-mars 1911 [9].

4 - Quinze communications sur les antigènes

Au tournant du dix-neuvième siècle, le monde de l'immunologie est dominé par la figure impérieuse de Paul Ehrlich*. Avec sa théorie des chaînes latérales (*Seitenkettentheorie*) il a, vers 1897, proposé le premier schéma cohérent de la réponse immunitaire ; ultérieurement, il préférera le terme de « récepteur » à celui de « chaîne latérale »[10]. Ehrlich, comme Landsteiner, avait acquis au cours de ses études

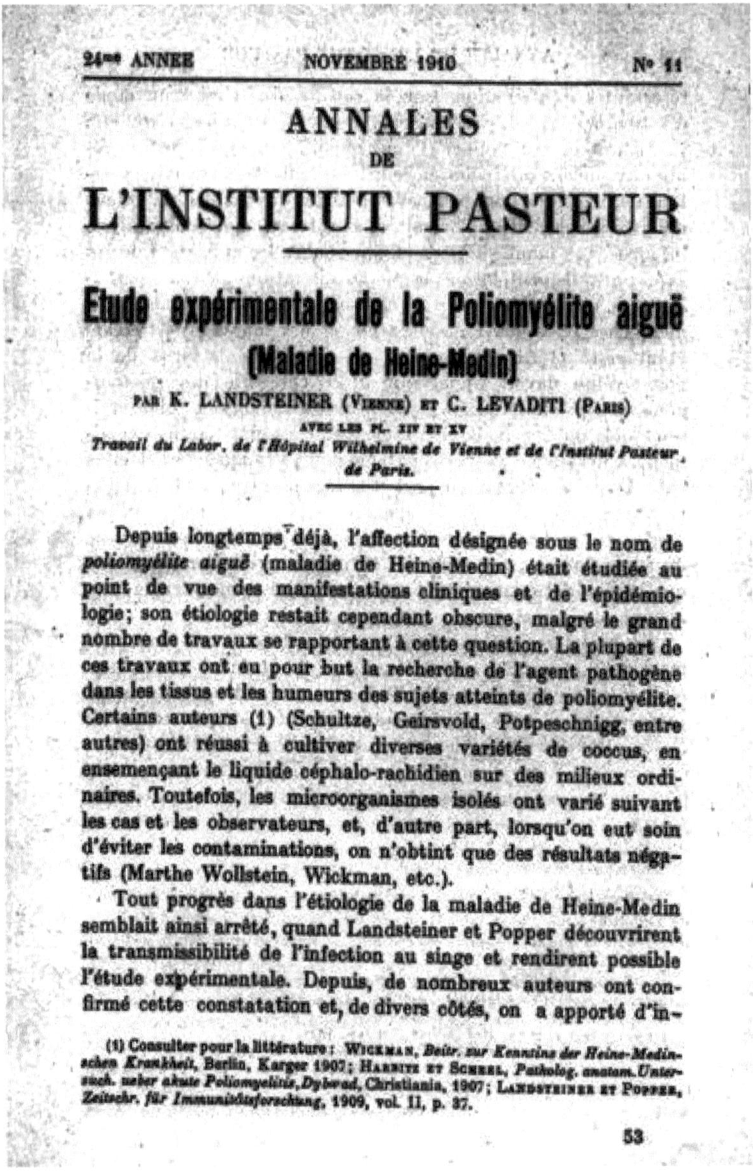

24me ANNÉE NOVEMBRE 1910 N° 11

ANNALES

DE

L'INSTITUT PASTEUR

Etude expérimentale de la Poliomyélite aiguë (Maladie de Heine-Medin)

PAR K. LANDSTEINER (VIENNE) ET C. LEVADITI (PARIS)

AVEC LES PL. XIV ET XV

Travail du Labor. de l'Hôpital Wilhelmine de Vienne et de l'Institut Pasteur, de Paris.

Depuis longtemps déjà, l'affection désignée sous le nom de *poliomyélite aiguë* (maladie de Heine-Medin) était étudiée au point de vue des manifestations cliniques et de l'épidémiologie; son étiologie restait cependant obscure, malgré le grand nombre de travaux se rapportant à cette question. La plupart de ces travaux ont eu pour but la recherche de l'agent pathogène dans les tissus et les humeurs des sujets atteints de poliomyélite. Certains auteurs (1) (Schultze, Geirsvold, Potpeschnigg, entre autres) ont réussi à cultiver diverses variétés de coccus, en ensemençant le liquide céphalo-rachidien sur des milieux ordinaires. Toutefois, les microorganismes isolés ont varié suivant les cas et les observateurs, et, d'autre part, lorsqu'on eut soin d'éviter les contaminations, on n'obtint que des résultats négatifs (Marthe Wollstein, Wickman, etc.).

Tout progrès dans l'étiologie de la maladie de Heine-Medin semblait ainsi arrêté, quand Landsteiner et Popper découvrirent la transmissibilité de l'infection au singe et rendirent possible l'étude expérimentale. Depuis, de nombreux auteurs ont confirmé cette constatation et, de divers côtés, on a apporté d'in-

(1) Consulter pour la littérature : WICKMAN, *Beitr. zur Kenntniss der Heine-Medinschen Krankheit*, Berlin, Karger 1907; HARBITZ ET SCHEEL, *Patholog. anatom. Untersuch. ueber akute Poliomyelitis*, *Dybwad*, Christiania, 1907; LANDSTEINER ET POPPER, *Zeitschr. für Immunitätsforschung*, 1909, vol. II, p. 37.

53

Figure 15 : Première page d'une des publications en français de Landsteiner et Constantin Levaditi*, de l'institut Pasteur, sur la Poliomyélite (**c-116**).

médicales une solide formation de chimiste, particulièrement dans la chimie des colorants [11]. Il avait mûri sa théorie des chaînes latérales au cours de recherches menées en collaboration avec Emil Behring*, sur la toxine diphtérique et les antitoxines à usage thérapeutique. Selon cette théorie, la réaction immunitaire débute par la fixation de la toxine (ou antigène, selon la terminologie moderne) sur la chaîne latérale (ou anticorps) à la surface de la cellule. Le complexe chaîne latérale-toxine est libéré dans le milieu intercellulaire avec production accrue de chaînes latérales par la cellule et libération de chaînes latérales libres dans le milieu [12].

Cette conception d'une structure cellulaire préexistante sur laquelle vient sélectivement se fixer la toxine, soulève très vite de nombreuses objections. Parmi les sceptiques, on trouve Emile Roux, Jules Bordet et Ilya Metchnikoff de l'institut Pasteur. On trouve aussi Max Gruber*, et Landsteiner qui avait été son élève à l'institut d'hygiène en 1896-1897. Dans une publication de 1902 cosignée avec Adriano Sturli*, Landsteiner considère la théorie d'Ehrlich comme « *unökonomisch* » (**c-19**), arguant de ce qu'aucune cellule ne peut avoir à sa surface des récepteurs pour tous les antigènes possibles. Dans un long rapport au XVIème congrès international de médecine de Budapest en 1909 (**c-102**), il critique la conception « sélective » d'Ehrlich, par hyperproduction sélective d'un anticorps normalement présent sur la cellule ; il lui oppose une conception « inductive », par production d'un anticorps nouveau, spécifique de l'antigène. La controverse prend même un tour d'aigre polémique lorsqu'en 1903, dans un article de la très sérieuse *Wiener klinische Wochenschrift*, Gruber critique avec une ironie cinglante la théorie d'Ehrlich, dont l'un des défenseurs est présenté sous les traits d'un personnage burlesque, le « Docteur Peter Phantasus, par la grâce de Dieu, chimiste » (« *Med. Dr. Peter Phantasus, von Gottes Gnaden Chemiker* ») [13].

Landsteiner n'entre pas dans cette polémique. C'est à sa manière qu'il va s'attacher à réfuter la théorie d'Ehrlich, par le recours prudent, méthodique, opiniâtre à l'expérimentation. Il renverse l'axe d'étude de la réaction antigène-anticorps, délaisse l'idée de la chaîne latérale, ingénieuse mais finalement peu productive, et recentre l'analyse du problème sur les antigènes[14]. C'est l'objet des quinze « Communications sur les antigènes » (« *Mitteilung über Antigene* ») publiées entre 1912 et 1921 et cosignées avec ses collaborateurs de l'hôpital Wilhelmine, Emil Prasek* et Hans Lampl* principalement (**c-131, c-138, c-141, c-142, c-145, c-146, c-162, c-163, c-164, c-166, c-167, c-169, c-171, c-172, c-179**). Cet ensemble monumental représente une masse impressionnante de résultats, produit d'un travail expérimental titanesque. Landsteiner et ses collaborateurs utilisent des antigènes protéiques, d'origine surtout animale (albumine de cheval ou de bœuf) mais aussi parfois végétale (gliadine). Exploitant ses talents de chimiste, Landsteiner les modifie par fixation de radicaux nouveaux : traitement par des anhydrides et des chlorures d'acide (fixation de radicaux acétyl, chloracétyl, butyryl), fixation d'amines aromatiques (**c-169**). Ainsi, sont obtenus des « antigènes artificiels » dont Landsteiner entreprend méthodiquement l'étude à l'aide des techniques simples qu'il maîtrise depuis des années : production d'un anticorps sérique par injection péritonéale de l'antigène au cobaye ou au lapin, révélation des complexes antigène-anticorps par réaction de précipitation (*Fällungsreaktion*). Landsteiner met ainsi en évidence la production de tout un spectre d'anticorps nouveaux, de spécificité plus ou moins étroite pour l'antigène initial et ses formes modifiées. A l'encontre de la conception rigidement sélective d'Ehrlich, il élabore sur un solide socle de résultats expérimentaux, une conception finement inductive de la production d'anticorps, présentée comme un processus d'adaptation plus ou moins étroite et spécifique à une structure antigénique donnée. Au cours de ces patientes recherches sur les antigènes et la préparation d'« antigènes artificiels », Landsteiner élabore son concept d'haptène. Le mot apparaît dans la Communication XV (**c-179**), publiée alors que Landsteiner est déjà en Hollande (figure 16), mais la notion est déjà implicite dans les Communications XIII et XIV (**c-171, c-172**). Il s'agit de petites structures chimiques fixées à l'antigène, de faible masse moléculaire, incapables de provoquer la formation d'anticorps (non immunogènes) mais réactogènes, capables de se fixer à l'anticorps déjà formé (du grec *haptein* : se saisir).

5 - La guerre, la misère, la fuite

Lorsque Landsteiner épouse Hélène Wlasto, le 4 novembre 1916, l'Autriche-Hongrie entre dans son vingt-neuvième mois de guerre. Quelques jours plus tard, le 21 novembre, l'empereur François-Joseph meurt, à l'âge de 86 ans. Son petit-neveu lui succède sous le nom de Charles Ier [15]. Il a vingt-neuf ans. Il est couronné roi de Hongrie en décembre 1916 sous le nom de Charles IV. Lucide, le nouveau souverain est convaincu que la survie de l'Empire dépend d'un arrêt rapide de la guerre - même au prix d'une paix séparée avec les gouvernements français et britannique, contre la volonté de l'Allemagne - et ensuite d'une profonde modernisation des structures politiques de la double monarchie. Travailleur, bien intentionné, mais trop frêle et indécis pour cette époque farouche, il ne réussira pas [16,17] : français et britanniques attendent l'entrée en guerre des américains et ne sont pas enclins à la négociation ; par ailleurs, le gouvernement hongrois est obstinément opposé à toute évolution fédéraliste. Les angoisses, les deuils, les privations rongent la société viennoise. Si ses armées tiennent encore, l'Autriche-Hongrie n'est plus qu'un grand corps disloqué et fourbu. Sur le front italien, elle dépose les armes après l'armistice signé à la Villa Giusti, près de Padoue, le 3 novembre 1918. Le 11 novembre, alors que l'armistice de Rethondes entre en vigueur sur le front occidental, l'Empereur signe une reconnaissance de renoncement au pouvoir et se retire dans son château d'Eckartsau[18]. Le lendemain 12 novembre, l'assemblée provisoire des allemands d'Autriche proclame la république. Charles quitte l'Autriche pour la Suisse le 24 mars 1919. Après quelques maladroites et vaines tentatives de restauration, il est exilé avec sa famille à Madère en novembre 1921. Il y meurt le premier avril 1922, à l'âge de trente-quatre ans.

Dans leur maison de Purkersdorf, Karl et Hélène Landsteiner subissent, comme tous les viennois, les rigueurs de l'époque : la nourriture est chère, rare, de qualité médiocre ; le chauffage est insuffisant dans la maison, mais aussi dans les trains, les tramways, les bâtiments publics. En avril 1917, la naissance du petit Ernst vient encore accroître les difficultés matérielles. Comme le lait pour le nourrisson est introuvable, Landsteiner fait l'acquisition d'une chèvre ; la soeur d'Hélène vient habiter la maison pour aider au ménage. Les années 1918 et 1919 sont très dures et une sombre misère engourdit Vienne. Un jour, la clôture autour de la maison de Purkersdorf est même arrachée et volée, probablement pour finir en bois de chauffage!

Dans les laboratoires aussi, le dénuement est profond, à l'hôpital Wilhelmine ou à l'institut d'anatomo-pathologie : peu de chauffage, peu de matériel, et mal entretenu, non réparé, non remplacé. Les animaux d'expérience sont rares et fragiles, car mal soignés, mal nourris, mal chauffés. Tous les hommes valides sont à la guerre et Landsteiner n'a plus que de rares collaborateurs (Emil Prasek*, par exemple, est parti dès 1914 comme médecin militaire sur le front russe). Landsteiner, qui est de nature anxieuse et perfectionniste, s'épuise dans ces sombres circonstances : comment subvenir aux besoins de sa famille ? Quel avenir professionnel dans la petite Autriche, état-croupion de la Double Monarchie ? De passage à Vienne en 1918, peu après la fin de la guerre, Ludwik Hirszfeld* donne de Landsteiner un portrait laconique et terrible : « ...j'ai vu une épave. Il était manifestement famélique »[19].

Alors naît peu à peu, entre Hélène et Karl, l'idée de la fuite, de l'émigration. On sollicite l'aide d'un collègue hollandais, Willem Storm van Leeuwen*, professeur de pharmacologie aux facultés de médecine d'Utrecht puis de Leiden. Celui-ci obtient pour Landsteiner un poste de prosecteur à l'hôpital catholique romain Saint Jean de Dieu, à La Haye (*Rooms Katholiek Ziekenhuis St Joannes de Deo*). Après un bref séjour à La Haye en octobre 1919 pour prendre contact avec les autorités de l'hôpital, dans les derniers jours de décembre, à l'âge de 51 ans, Landsteiner émigre. Son dernier compte-rendu d'autopsie à la « prosecture » de l'hôpital Wilhelmine date du 18 décembre 1919 [3]. Avec son épouse et son fils, il quitte Purkersdorf et l'Autriche pour La Haye, où il prend ses nouvelles fonctions en janvier 1920. Toutefois, il conserve son poste de prosecteur à l'hôpital Wilhelmine, qu'il n'abandonnera formellement qu'en mai 1920.

Dans les commentaires sur cette période de la vie de Landsteiner, le départ pour la Hollande a fait l'objet de multiples interprétations : certains ont invoqué la peur, face à un antisémitisme croissant, voire face à l'avancée du communisme en Europe (!), d'autres le dépit d'une carrière académique jugée trop lente. Ces diverses explications sont fantaisistes, marginales tout au plus : c'est avant tout la misère qui chasse Landsteiner de Vienne, et, en conséquence, la conviction que toute recherche médicale y est dorénavant impossible.

Chapitre VII

INTERMÈDE HOLLANDAIS (1920-1922)

----

1 - Une vie paisible

La Hollande est restée neutre pendant la Grande Guerre, neutralité pourtant fragile, périodiquement contestée par les belligérants [1]. En particulier, les alliés furent très irrités de l'asile politique accordé à l'empereur Guillaume II en fuite, le 10 novembre 1918 [2]. En 1920, la Hollande est un îlot de relative prospérité dans une Europe recrue, abrutie de misère, de deuils et en partie dévastée. Au début de l'année, Landsteiner s'installe avec sa famille dans une petite maison de Scheveningen, au *39, Van Slingelandtstraat.* Scheveningen est alors un paisible faubourg balnéaire de La Haye, au bord de la mer du nord. La situation matérielle et financière de la famille Landsteiner s'améliore, même si elle reste précaire ; le spectre de la misère s'éloigne.

2 - Frustrations, désirs d'ailleurs

A La Haye, Landsteiner est maintenant prosecteur de l'hôpital catholique romain Saint Jean de Dieu (*Rooms Katholiek Ziekenhuis St. Joannes de Deo*). Ouverte en 1873 dans une maison située au *132, Westeinde*, c'est d'abord une petite structure hospitalière, qui s'étend progressivement aux maisons adjacentes. En place des bâtiments primitifs, un nouvel hôpital sera construit en 1938.

Dans son nouveau poste, Landsteiner reprend des activités qui lui sont depuis longtemps familières : autopsies, examens d'histo-pathologie, examens biologiques de routine (analyses de sang, d'urine, tests de Wassermann, cultures et identifications bactériennes, etc.). Les conditions de travail sont médiocres, dans un laboratoire qui ne comprend qu'une seule pièce[3]. Comme collaborateurs, Landsteiner n'a qu'un aide de laboratoire et une religieuse-infirmière. Celle-ci est en outre organiste de la chapelle de l'hôpital et s'absente fréquemment pour ses prières ou les services religieux ! Landsteiner est sans cesse dérangé par le personnel ou ses confrères de l'hôpital, qui viennent pour un résultat, un avis, un conseil...ou même une tasse de café généreusement préparée par la religieuse ! Son salaire hospitalier est maigre et, pour l'arrondir, il travaille en plus dans un petit laboratoire de préparation de tuberculine, tenu par un certain Blumberg, pharmacien[4].

Mais la passion de Landsteiner reste la recherche médicale. Et il ne peut guère l'assouvir au *Rooms Katholiek Ziekenhuis*. Aussi obtient-il de Willem Storm van Leeuwen* de travailler deux après-midi par semaine dans son institut de recherche de l'Université de Leiden. Pour une période d'un peu plus de deux ans, Landsteiner reprend ses activités de chercheur et publie douze articles, dont cinq en néerlandais. Hormis un article de 1922 (**c-182**) sur « Une forme familiale de sclérose tubéreuse » [5], ils portent tous sur des sujets d'immunologie :

• Etude de la spécificité sérologique des hémoglobines de diverses espèces animales (**c-175, c-183**). Landsteiner reprendra ce thème à l'institut Rockefeller, en collaboration avec Michael Heidelberger*, à son arrivée à New York.

• Analyse et définition des notions d'antigène hétérogène et d'haptène, dans une communication à l'Académie Royale des Sciences d'Amsterdam (**c-176**) et surtout dans la quinzième et dernière de ses « Communications sur les antigènes » (**c-179**) (figure 16), qui apparaît comme le véritable acte de naissance du mot et du concept d'haptène (« Comme il apparaît opportun de donner un nom à cette substance, capable de fixation spécifique mais non immunisante, je propose d'utiliser l'expression haptène. ») [6].

• Etude des réactions d'hypersensibilité immédiate (anaphylaxie) provoquées par des antigènes hétérogènes, constitués d'un haptène et de sa protéine porteuse (**c-181, c-186**).

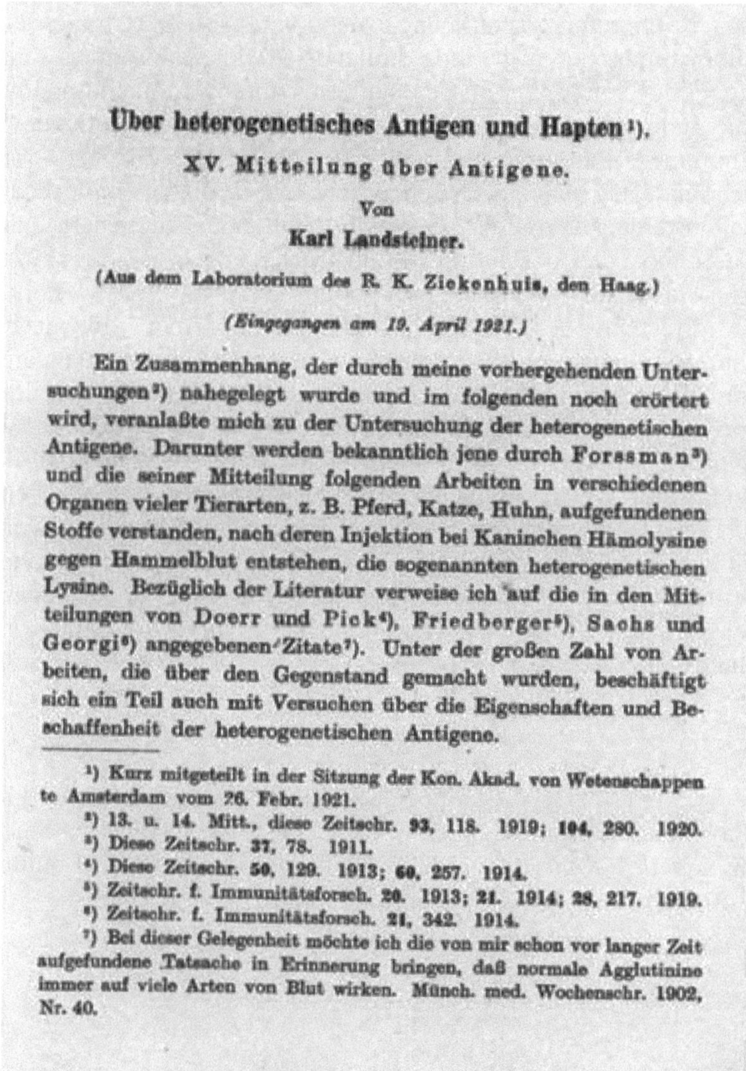

Über heterogenetisches Antigen und Hapten[1]).

XV. Mitteilung über Antigene.

Von

Karl Landsteiner.

(Aus dem Laboratorium des R. K. Ziekenhuis, den Haag.)

(Eingegangen am 19. April 1921.)

Ein Zusammenhang, der durch meine vorhergehenden Untersuchungen[2]) nahegelegt wurde und im folgenden noch erörtert wird, veranlaßte mich zu der Untersuchung der heterogenetischen Antigene. Darunter werden bekanntlich jene durch Forssman[3]) und die seiner Mitteilung folgenden Arbeiten in verschiedenen Organen vieler Tierarten, z. B. Pferd, Katze, Huhn, aufgefundenen Stoffe verstanden, nach deren Injektion bei Kaninchen Hämolysine gegen Hammelblut entstehen, die sogenannten heterogenetischen Lysine. Bezüglich der Literatur verweise ich auf die in den Mitteilungen von Doerr und Pick[4]), Friedberger[5]), Sachs und Georgi[6]) angegebenen Zitate[7]). Unter der großen Zahl von Arbeiten, die über den Gegenstand gemacht wurden, beschäftigt sich ein Teil auch mit Versuchen über die Eigenschaften und Beschaffenheit der heterogenetischen Antigene.

[1]) Kurz mitgeteilt in der Sitzung der Kon. Akad. von Wetenschappen te Amsterdam vom 26. Febr. 1921.

[2]) 13. u. 14. Mitt., diese Zeitschr. 93, 118. 1919; 104, 280. 1920.

[3]) Diese Zeitschr. 37, 78. 1911.

[4]) Diese Zeitschr. 50, 129. 1913; 60, 257. 1914.

[5]) Zeitschr. f. Immunitätsforsch. 20. 1913; 21. 1914; 28, 217. 1919.

[6]) Zeitschr. f. Immunitätsforsch. 21, 342. 1914.

[7]) Bei dieser Gelegenheit möchte ich die von mir schon vor langer Zeit aufgefundene Tatsache in Erinnerung bringen, daß normale Agglutinine immer auf viele Arten von Blut wirken. Münch. med. Wochenschr. 1902, Nr. 40.

Figure 16 : Première page de la XVème « Communication sur les antigènes », publiée en 1921 dans la *Biochemische Zeitschrift* (**c-179**). Landsteiner y présente le mot et le concept d'haptène.

On remarque qu'à une exception près (**c-182**), toutes les publications de la période hollandaise de Landsteiner sont signées de son seul nom. Ce détail est symptomatique, il montre que Landsteiner n'est pas pleinement heureux en Hollande : l'homme, l'époux, le père apprécient la paisible vie néerlandaise; mais le chercheur se sent seul, mal employé et engourdi dans la routine. Il médite un nouveau départ. Par l'entremise de Constantin Levaditi*, des contacts sont pris avec l'institut Pasteur, à Paris, qui n'aboutissent pas [7]. A New York, le directeur de l'institut Rockefeller, Simon Flexner*, s'intéresse aussi à Landsteiner ; l'un et l'autre ont naguère travaillé séparément sur la poliomyélite [8, 9]. Flexner connaît les travaux immunologiques de Landsteiner ; en particulier, il exprime volontiers son admiration sans réserve pour la douzième « Communication sur les antigènes » publiée en 1918 (**c-169**). En outre, il sait par Storm van Leeuwen qu'en Hollande, Landsteiner n'est pas satisfait de sa vie professionnelle. Alors, dès 1921, il lui propose un poste au prestigieux *Rockefeller Institute for Medical Research.* Landsteiner hésite, puis accepte, et sa nomination par le Conseil des Directeurs Scientifiques de l'institut interviendra en juin 1922.

En mars 1922, à presque 54 ans, Landsteiner quitte La Haye, avec sa famille, pour l'Amérique [10]. Le 21 mars, à bord du vapeur « *Rotterdam* » de la *Holland-America Line*, il quitte Rotterdam pour New York où il arrive le 1er avril.

Chapitre VIII

PREMIÈRES ANNÉES AMÉRICAINES (1922 - 1930)

----

1 - Apprentissage de la vie américaine

Sous l'impulsion de Simon Flexner*, directeur de l'institut et admirateur de l'œuvre scientifique de Landsteiner, celui-ci est nommé membre de l'institut Rockefeller dès 1922, quelques mois après son arrivée en Amérique. Lorsque Landsteiner, sa femme Hélène et le jeune Ernst âgé de six ans arrivent dans le port de New York en avril 1922, ils sont accueillis par Peyton Rous* qui représente l'institut Rockefeller, dont il est membre titulaire depuis 1920, après avoir été longtemps un des assistants de Flexner. Plus jeune que Landsteiner d'une dizaine d'années - il est né en 1879 - Rous deviendra l'un de ses rares amis intimes à l'institut. Dans sa notice obituaire sur Landsteiner publiée en 1947, il raconte avec émotion cette première rencontre. À une question de Rous sur ses désirs en matière de logement, Landsteiner répond :

> « J'aimerais un petit cottage en bord de mer, avec des rosiers, comme j'en avais à Scheveningen ; et qui ne coûte pas plus cher que là-bas : voyons... environ cinquante dollars par mois. »[1]

La réalité allait être bien différente !

Landsteiner et sa famille s'installent à Manhattan, dans un appartement de *Madison Avenue*, pas très loin de l'institut Rockefeller. Mais l'adaptation à la vie américaine est rude et le calme de Scheveningen n'est plus qu'un doux souvenir pour Landsteiner qui déteste le bruit et l'agitation. Car l'appartement est bruyant, au-dessus d'une boucherie et face au passage incessant des tramways sur *Madison Avenue*.

Pourtant, comme à Vienne, comme à La Haye, Landsteiner reprend sa vie laborieuse et retirée, dominée par le travail scientifique. L'appartement n'a ni radio ni téléphone. Les dimanches, les soirées jusqu'à tard dans la nuit, sont consacrés à la lecture, la préparation ou la rédaction d'articles scientifiques. La vie sociale est réduite au minimum. Landsteiner délaisse même son cher piano, comme il le confie à Constantin Levaditi*, venu lui rendre visite en 1929 à l'occasion d'un voyage d'études en Amérique du Nord :

> « Imaginez-vous que le piano que j'ai installé dans mon appartement est devenu muet. C'était ma seule distraction. Or, les voisins se sont plaints de l'incompréhensible bruit de mon jeu, qui les empêchait d'écouter leur radio. J'ai dû faire taire mon instrument. »[2]

Il acquiert rapidement une bonne pratique de l'anglais courant (« *...learning English with the same zest as he had learned Dutch* ») [1]. Et même, en quelques années, il arrive à une maîtrise remarquable des tournures, des mots rares ou archaïques de l'anglais académique. Pourtant, dans le stress, la colère, la contrariété, il n'est pas rare qu'il laisse jaillir une exclamation, un juron même, dans l'allemand viennois de sa jeunesse (« *It did not take him long to master English, but when angry he reverted to his native German...*) [3].

Landsteiner et sa famille prennent leurs vacances d'été sur l'île de Nantucket, au large de la Nouvelle Angleterre. Dès 1923 puis chaque été, ils louent une petite maison dans le village de Sciasconset, à l'extrémité est de l'île. Le lieu est peu fréquenté, à la sortie du village sur le chemin qui mène au phare de Sankaty, face à l'immensité de l'Atlantique. C'est là que quelques semaines chaque année, Landsteiner retrouve le calme et la solitude de Scheveningen; et chaque jour longuement, infatigablement, il nage dans l'Atlantique. C'est dans ce même village de Sciasconset qu'en septembre 1932, il acquiert un terrain sur lequel il fait construire une maison en 1933.

Le 21 juin 1929, Karl Landsteiner, sa femme Hélène et leur fils Ernst, alors respectivement âgés de 61, 48 et 12 ans, deviennent citoyens des Etats-Unis d'Amérique.

2 - Landsteiner à l'institut Rockefeller

Lorsque Landsteiner y prend ses fonctions, au printemps 1922, l'institut Rockefeller est une structure encore jeune, en croissance, fondée en 1901. C'est un symbole de la prodigieuse vitalité économique et intellectuelle des Etats-Unis en ce début du XXème siècle. Comme l'indique fièrement son nom (*Rockefeller Institute for Medical Research*), l'activité de l'institut est exclusivement dédiée à la recherche médicale ; on comprend que ceci ait décidé Landsteiner à quitter la vieille Europe et à traverser l'Atlantique.

L'histoire de l'institut Rockefeller est d'abord l'histoire d'une famille [4]. Elle commence avec John Davison Rockefeller (1839-1937), fondateur en 1870 de la *Standard Oil Company* et qui fait une fortune colossale dans l'industrie pétrolière. La famille est de tradition religieuse baptiste, très concernée par l'action philanthropique. John D. Rockefeller est conseillé, sur les questions de mécénat, par un de ses proches collaborateurs Frederick Taylor Gates (1853-1929), lui-même ancien pasteur de l'Eglise baptiste. Il va consacrer une partie de sa fortune aux œuvres philanthropiques. Il soutient financièrement la fondation de l'Université de Chicago en 1890. En 1897, Gates suggère à Rockefeller et à son fils John Davison Rockefeller junior (1874-1960) la création d'un institut de recherche médicale ; il est en effet convaincu du piètre niveau de la pratique médicale aux Etats-Unis et réussit à convaincre les Rockefeller qu'une telle initiative pourrait contribuer à l'améliorer [5]. Comme modèles, Gates et les Rockefeller ont à l'esprit les grands instituts de recherche européens, et précisément l'institut Pasteur de Paris, fondé en 1888, ainsi que le laboratoire de bactériologie de Robert Koch fondé en 1880 à l'office impérial de la santé (*Reichsgesundheitsamt*) de Berlin. Le *Rockefeller Institute for Medical Research* est fondé le 14 juin 1901, dirigé par un conseil de sept directeurs scientifiques, parmi lesquels Simon Flexner [6]. Dans ses premières années, l'institut n'a ni local ni personnel scientifique propre ; le conseil affecte l'argent mis à disposition par la famille Rockefeller à des bourses, allouées à de jeunes chercheurs des écoles de médecine de diverses universités américaines. En octobre 1902, le Conseil des Directeurs Scientifiques élit Simon Flexner* comme directeur de l'institut Rockefeller, avec entrée en fonction au premier juillet 1903. Une des premières préoccupations du nouveau directeur est de doter l'institut de locaux. Pour cela, plusieurs immeubles sont loués - dans Manhattan, à l'angle de *Lexington Avenue* et de la 50ème Rue - où sont installés des laboratoires, mis en service en 1904. Surtout, l'achat d'un terrain est décidé, sur lequel l'institut bâtira ses propres locaux. Le choix se porte rapidement sur un vaste terrain de quelque six hectares situé à Manhattan au bord de l'*East River* [7]. Ce terrain est acheté en 1903 par la famille Rockefeller, pour 650 000 dollars. Immédiatement est entreprise la construction du premier bâtiment de l'institut (*Founder's Hall*), inauguré en 1906. En 1910, à l'initiative du conseil des Directeurs Scientifiques et de la famille Rockefeller, est créé un conseil d'administration de neuf membres (*Board of trustees*) dont le premier président est Frederick Taylor Gates. L'année 1910 voit aussi l'inauguration de l'hôpital de l'institut. Toujours sous l'impulsion de Flexner, de nouveaux laboratoires sont installés dans de nouveaux bâtiments : *Flexner Hall* terminé en 1916, puis *Theobald Smith Hall* (*North building*) en 1931. En 1934, Flexner, âgé de 71 ans, annonce son intention de quitter son poste de directeur. Un successeur est choisi, Herbert Spencer Gasser*, spécialiste de physiologie nerveuse, professeur de physiologie à *Cornell Medical College*. En octobre 1935, il succède à Flexner comme directeur de l'institut Rockefeller.

Au printemps et à l'été 1922, Landsteiner prend ses marques à l'institut. Il arrive avec une réputation flatteuse. Flexner l'accueille chaleureusement, qui n'a jamais caché son admiration pour son œuvre scientifique. Dans un rapport d'octobre 1923, Flexner évoque l'arrivée de Landsteiner dans les termes suivants : « *Dr Landsteiner, who came to the*

Rockefeller Institute by way of The Hague where he worked for a number of years, is one of the most eminent living immunologists »[8]. De même, les membres titulaires de l'institut, dont Alexis Carrel*, Peyton Rous*, le physiologiste Jacques Loeb*, le biochimiste d'origine russe Phoebus Aaron Levene*, lui font un accueil bienveillant. Sans activité hospitalière et, particulièrement, libéré du fardeau des autopsies, sans obligation d'enseignement, Landsteiner peut se consacrer exclusivement à la recherche médicale. En outre, il est relativement libre du choix de ses thèmes de travail ; il semble toutefois qu'ayant manifesté l'intention de reprendre ses travaux sur la poliomyélite, il en ait été dissuadé par Flexner, qui souhaitait réserver ce thème à son propre groupe de recherche. Landsteiner équipe son laboratoire dans l'optique de travaux de recherche fondés sur des méthodes chimiques ; d'ailleurs, son premier assistant est ingénieur chimiste. Dans cette première période américaine (1922-1930) Landsteiner aura cinq collaborateurs réguliers :

- James van der Scheer*, ingénieur chimiste, de 1923 à 1939 ;
- Charles Philip Miller*, anatomo-pathologiste et bactériologiste, de 1924 à 1925 ;
- Philip Levine*, sérologiste, de 1925 à 1932 ;
- Jacob Furth*, anatomo-pathologiste et bactériologiste, de 1926 à 1928 ;
- Clara Nigg*, bactériologiste, de 1929 à 1937.

De toute sa carrière, Landsteiner n'a jamais eu, jusqu'alors, de conditions professionnelles aussi favorables. Pourtant, son adaptation aux méthodes de travail américaines ne se fait pas sans tension avec son entourage. Car Landsteiner est un être peu sociable, à la fois inquiet, timide et exigeant. Il dissimule sa timidité sous un air de froideur compassée. Son bonheur est dans le travail de laboratoire, pour lequel il est inlassable. Il est exigeant avec ses collaborateurs et les traite souvent en simples exécutants de ses projets scientifiques [9]. En outre, il est grincheux, « grognon » (*crabby*) [10]; il se plaint tour à tour de l'autoritarisme de Flexner, de l'exiguïté de son laboratoire, de son salaire, du temps perdu à rédiger des rapports, à préparer des budgets. Il confie à Levaditi en 1929 : « Si l'on m'obligeait à me servir de la moitié d'un microscope, il faudrait que je m'en contente. »[2]

Pourtant, en privé, « devant une choppe de bière », il se déride avec ses jeunes collaborateurs [3]. Il peut alors se révéler plein d'humour, enjoué, amateur d'histoires cocasses [11]. Alors, Landsteiner fut-il heureux à l'institut Rockefeller ? Cette question a suscité de nombreux commentaires et la réponse reste incertaine. Pourtant, il semble que oui ; du moins, autant que puisse avoir jamais été heureux cet homme difficile, timide et rechigné, chercheur insatiable et intransigeant.

3 - Travaux scientifiques à l'institut Rockefeller (1922-1930)

Les trois premiers articles de Landsteiner dans des revues américaines, publiés en 1923, ont un statut particulier. Ce sont des articles de présentation, des « cartes de visite » lancées au monde de la recherche médicale nord-américaine : Landsteiner évoque ce qu'il a déjà fait, annonce ce qu'il sait faire et ce qu'il veut faire. Le premier article (**c-187**) est une reprise, amplifiée et remaniée, de la XVème Communication sur les antigènes de 1921 (**c-179**). Landsteiner reprend, sans grand changement méthodologique, l'étude de l'antigène hétérogène du rein de cheval et, en particulier, du pouvoir immunogène de chacune de ses parties ; il réexpose à cette occasion son concept d'haptène. L'article est soumis pour publication en mars 1923, moins d'un an après l'arrivée de Landsteiner à New York ; en outre, il est cosigné avec le jeune chimiste Henry S. Simms, fraîchement nommé assistant à l'institut Rockefeller et avec qui Landsteiner ne publiera jamais aucun autre travail scientifique. Voilà qui ressemble fort à une collaboration de façade, pour une publication de circonstance ! Les deux articles suivants concernent les propriétés immunologiques (**c-188**) et physico-chimiques (**c-189**) des hémoglobines de l'homme et de divers animaux. Eux aussi reprennent en partie un travail antérieur de Landsteiner sur le même thème, publié en Hollande (**c-175**). Ils sont cosignés avec le jeune immunochimiste Michael

Heidelberger*. Ce dernier apporte à ces deux études sa méthode de préparation d'une solution très pure d'oxyhémoglobine, publiée en 1922 [12]. Avec cette élégante méthode, Landsteiner et Heidelberger montrent que les hémoglobines humaines et animales ont un pouvoir antigénique, faible mais néanmoins spécifique d'espèce [13].

Par ces trois articles de 1923, Landsteiner frappe les trois coups d'ouverture de sa carrière américaine. Celle-ci va être brillante et fructueuse, riche de 76 publications dans la période 1923-1930, soit presque dix par an pendant huit ans ! Certes, on compte de nombreuses notes techniques et communications brèves, mais aussi 21 articles dans le *Journal of Experimental Medicine* [14] et 12 dans le *Journal of Immunology*.

Etudes sur la spécificité immunologique d'espèce. La question de la spécificité antigénique d'espèce est alors au cœur de l'immunologie naissante, notamment l'analyse de ses bases physico-chimiques et de son éventuel caractère mendélien. Dès 1924, Landsteiner et le chimiste James van der Scheer*, son collaborateur habituel en ce domaine, y consacrent de longues et laborieuses études expérimentales. Utilisant la technique simple et éprouvée de l'agglutination d'hématies par un hétéro-anticorps produit chez le lapin, ils mettent clairement en évidence une étroite spécificité d'espèce pour des antigènes portés par ces cellules (**c-196, c-197, c-198**). Dans le cas particulier du mulet, hybride de jument et d'âne, ils montrent la présence, sur les hématies, d'antigènes spécifiques de chacun des deux parents (**c-195**) : « *It may be concluded, therefore, that the hybrid cells invariably inherit species-specific substances from both parents* » (**c-194**).

Par contre, leurs conclusions sont beaucoup plus prudentes et incertaines concernant une possible spécificité d'espèce pour des antigènes sériques. Evidemment, ceci tient en grande partie au caractère rudimentaire de leur méthode expérimentale, basée sur la simple évaluation visuelle d'une réaction de précipitation (**c-196**).

Etudes sérologiques sur le sang des primates. Dans une série d'articles de 1925 cosignés avec son assistant Charles Philip Miller*, Landsteiner apporte d'intéressantes informations comparatives sur les agglutinines sériques et les agglutinogènes des groupes ABO de l'homme et de diverses espèces de singes (**c-202, c-207, c-208, c-209**). C'est dans l'un de ces articles (**c-208**) qu'est présentée la méthode de préparation d'une solution d'agglutinines pure par la technique de fixation puis élution par chauffage à 56°C. Cette méthode avait déjà été esquissée par Landsteiner dans sa carrière viennoise ; avec divers perfectionnements, ces techniques de fixation-élution auront un grand avenir dans l'étude des antigènes de groupes sanguins et des anticorps correspondants.

À l'aide de simples techniques d'agglutination, Landsteiner et Miller montrent que les antigènes des groupes ABO sont identiques sur les hématies de l'homme et des grands singes anthropoïdes. La répartition de ces antigènes diffère néanmoins. Ainsi, pour les chimpanzés, ils ne retrouvent que des animaux de groupe A et O, avec 80% environ d'animaux de groupe A[15]. Dans un petit groupe de six orangs-outans, la répartition est plus homogène entre les groupes A (deux animaux), B (trois animaux) et AB (un animal).

Par contre, cette similitude antigénique avec les hématies humaines n'est pas retrouvée pour les singes inférieurs (babouins, macaques, sapajous, etc.).

Etudes sur les groupes ABO. Toujours fidèle à ses rustiques techniques d'agglutination, Landsteiner poursuit opiniâtrement l'étude des groupes ABO chez l'homme, en collaboration avec Dan H. Witt (*Bellevue Hospital, Cornell Medical College*) et surtout avec son assistant Philip Levine*. Avec l'aide de ces deux collaborateurs, il montre le caractère fréquemment hétérogène des isoagglutinines sériques, particulièrement en termes de spécificité ou d'optimum thermique d'activité. Ainsi, il met en évidence la présence fréquente, mais en quantité variable selon les individus, d'agglutinines sériques dont l'optimum thermique est inférieur à 37°C (agglutinines froides) (**c-192, c-211, c-250**).

Ces études minutieuses permettent aussi d'établir, de façon indubitable, la notion jusqu'alors imprécise, suggérée dès 1911 par von Dungern et Hirszfeld [16,17], d'une subdivision du groupe A en sous-groupes A1 et A2 (**c-215**). En outre, Landsteiner et Levine montrent le caractère vraisemblablement héréditaire de la transmission de ces sous-groupes, ainsi que leur répartition différente entre les personnes de races blanche et noire (**c-255**).

Enfin, dans un bref article de 1926, Landsteiner et Levine rapportent la présence de substances A et B sur les spermatozoïdes humains, selon la même distribution que pour les hématies (**c-214**) : « *The sperm cells therefore contain substances identical or similar to the isoagglutinable factors A and B of human red blood cells.* » Ce résultat peut paraître anecdotique ; il est important, néanmoins, comme un des premiers arguments en faveur du caractère ubiquitaire, « tissulaire », des antigènes des groupes ABO.

Découverte des facteurs M, N et P. Après 1901 et la découverte des groupes ABO, 1927 est une autre année marquante dans l'histoire des groupes sanguins : cette année-là, Landsteiner et Levine rapportent, dans deux brèves communications (**c-220, c-225**), leur découverte, sur les hématies humaines, de deux « facteurs agglutinants » qu'ils désignent par les lettres majuscules M et N. Levine racontera que ces lettres ont été choisies d'après le mot « *immune* » puisque ces nouveaux antigènes sont mis en évidence à l'aide de sérums de lapins immunisés par des hématies humaines[18].

Dans les années suivantes, Landsteiner et Levine précisent, dans des articles plus longs et détaillés, les caractéristiques des facteurs M et N (**c-236, c-242, c-246**) : leur fréquence dans la population avec, en particulier, les différences raciales, l'absence de lien avec le sexe et les groupes ABO, leur transmission comme des caractères mendéliens dominants.

Population étudiée	M	N
Américains de race blanche	1708* M Pos : 81% M Neg : 19%	532* N Pos : 74% N Neg : 26%
Américains de race noire	730* M Pos : 72% M Neg : 28%	181* N Pos : 72% N Neg : 28%
Américains de race indienne	205* M Pos : 95% M Neg : 5%	205* N Pos : 40% N Neg : 60%
* Nombres de personnes testées		
Tableau de fréquence de facteurs M et N dans la population des Etats-Unis (d'après c-246)		

Tel est le système à deux antigènes, M et N, élaboré par Landsteiner et Levine dans les années 1927-1929. Mais ils n'ont levé qu'un coin du voile, puisqu'en 1947, Walsh et Montgomery [19] avec Race et Sanger [20, 21] mettent en évidence un autre antigène, dénommé S. Enfin, l'existence d'un antigène s, supposée dès 1947, est confirmée en 1951 par Levine et son équipe [22]. Ainsi s'est peu à peu élargie la connaissance d'un système complexe, désormais appelé MNS. En 1934, Landsteiner contribue encore (bien involontairement !) à la connaissance du système MNS par la mise en évidence d'un antigène satellite nommé Hu d'après le nom (« Hunter ») d'un noir américain dont les hématies avaient servi à l'immunisation de lapins (**c-291**). Cet antigène, très rare chez les blancs, est retrouvé chez 7% des noirs américains. En 1937, Landsteiner et Alexander Wiener* étendront l'étude du système aux primates, avec la mise en évidence d'un « agglutinogène » M sur les hématies de diverses espèces de singes, dont les singes anthropoïdes (**c-311**).

C'est encore en 1927, et toujours à l'aide de leur technique d'agglutination par des sérums de lapins immunisés par des hématies humaines, que Landsteiner et Levine découvrent l'antigène P (**c-225**). Ils remarquent sa plus grande fréquence chez les personnes de race noire (**c-246)** et sa probable transmission comme un caractère mendélien dominant (**c-255, c-264**).

Enfin, certains articles de Landsteiner ont un caractère anecdotique amusant, lorsqu'ils nous informent sur les groupes sanguins de leurs auteurs ou du personnel du laboratoire (**c-250**). On apprend ainsi que Landsteiner est du groupe O, M négatif, N positif, P négatif, que Levine est du groupe A (sous-groupe A_2), M négatif, N positif, P positif, que van der Scheer est du groupe O, M positif, N positif [18].

4 - Reconnaissance, le prix Nobel (1930)

A son arrivée à New York en 1922, Landsteiner n'est pas inconnu de la communauté médico-scientifique américaine, dont les relations avec le monde germanique sont anciennes et étroites. En effet, bien des membres de cette communauté proviennent des universités de l'espace culturel germanique. La presse médicale germanophone est connue en Amérique du nord, ou universités et instituts de recherche ont souvent été fondés à l'exemple des universités et grands instituts allemands. En outre, un séjour dans une grande université germanophone est, à l'époque, un préalable fréquent et utile à la carrière des jeunes chercheurs américains : parmi les proches de Landsteiner, ce fut le cas de Flexner à Strasbourg, à Berlin et à Prague [23], de Rous à Dresde, de Heidelberger à Zurich, de Miller à l'institut Robert Koch de Berlin.

Avant la première guerre mondiale, Flexner qui a mené des recherches sur la poliomyélite, connaît les travaux de Landsteiner, de la même époque sur le même thème. Ce dernier a d'ailleurs adressé un rapport sur la poliomyélite, son étiologie et sa prévention, au Congrès International d'Hygiène et de Démographie qui s'est tenu à Washington en septembre 1912 (*Aetiologie der Poliomyelitis und die Möglichkeit ihrer Verhütung*) (**c-134**). Tout sérologiste américain connaît, peu ou prou, l'impressionnante série des quinze « Communications sur les antigènes » publiées entre 1912 et 1921, particulièrement les dernières dans lesquelles Landsteiner expose son concept d'haptène. Enfin, grâce au soutien constant de Flexner à la direction de l'institut Rockefeller, grâce surtout à la qualité de ses travaux de recherche et au rythme soutenu de ses publications, Landsteiner va connaître en quelques années une éclatante notoriété scientifique (figure 17) :

•En 1923, il devient membre correspondant de la Société des Médecins de Vienne (*Gesellschaft der Ärzte in Wien*).

•En 1926, il est lauréat du prix Aronson de Berlin[24]. A cette occasion, il adresse à la Société Berlinoise de Microbiologie, un rapport sur « Les antigènes complexes » (*Über komplexe Antigene*) (**c-217**).

• En 1927 il est élevé au grade de Docteur *Honoris Causa* de l'Université de Chicago [25]. A cette occasion, il est publiquement déclaré « la plus haute autorité mondiale pour les mécanismes immunitaires » : on peine à imaginer l'effet d'une telle emphase sur la timidité maladive de Landsteiner ! Il est élu, pour l'année 1927, président de l'association américaine des immunologistes (*The American Association of Immunologists*).

• En mars 1930, Landsteiner reçoit la Médaille d'Or Paul Ehrlich* et la même année, suprême consécration, il est lauréat du prix Nobel de Physiologie ou Médecine.

C'est en 1921, alors qu'il est encore en Hollande, que pour la première fois Landsteiner est proposé (« nominé ») pour le Nobel de Physiologie ou Médecine, et par son ancien maître viennois Max von Gruber*(anobli, à titre personnel, depuis 1908), alors professeur et directeur de l'institut d'hygiène à Munich. Il est encore proposé en 1922, 1923, 1928 et 1929 ; cette dernière année, l'un de ses « nominateurs » est Julius Wagner-Jauregg*, professeur de psychiatrie à Vienne, prix Nobel de Physiologie ou Médecine en 1927 [26]. Pour 1930, les rumeurs de la nomination de Landsteiner se font plus insistantes. La décision du jury est connue en octobre. Dans l'après-midi du jour décisif, alors que la nouvelle est déjà dans les journaux, Levine cherche Landsteiner pour le féliciter : il le trouve paisiblement chez lui, à l'écart de l'événement, avec sa femme et son fils. Pour ceux-ci, la surprise est totale puisque Landsteiner ne les avait informés de rien ! Il est lauréat devant deux autres nominés, le physiologiste autrichien Eugen Steinach et l'américain George H. Whipple [27].

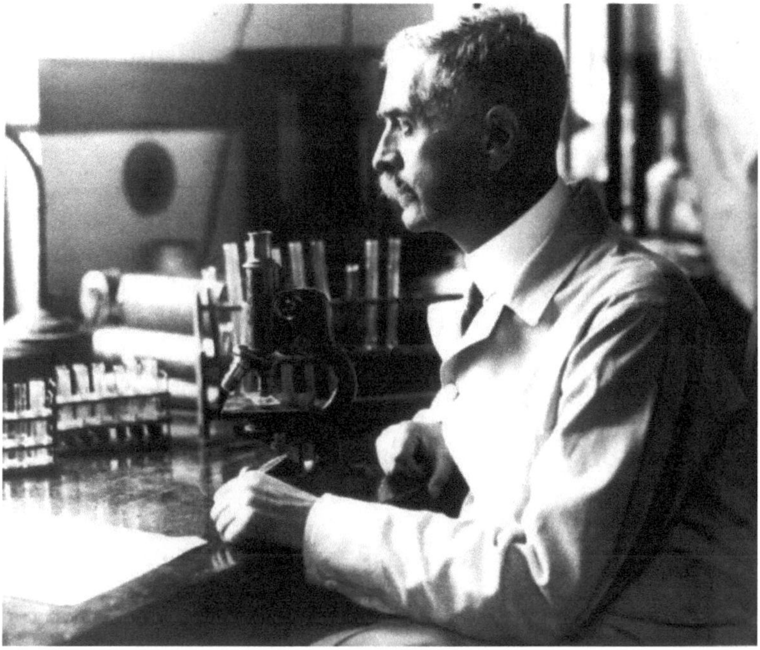

Figure 17 : Landsteiner dans son laboratoire de l'institut Rockefeller, à l'âge de 62 ans, à l'époque de son prix Nobel.

Landsteiner se rend seul à Stockholm, sans son épouse ni son fils [28]. Le 10 décembre 1930, à l'âge de 62 ans, il y reçoit des mains du Roi de Suède, Gustaf V, le prix Nobel de Physiologie ou Médecine pour « sa découverte des groupes sanguins humains » [29]. Le montant du prix est de 173 000 couronnes suédoises (environ 48 000 dollars US, au cours de l'époque). Les autres lauréats sont l'indien Chandrasekhara Venkata Raman (1888-1970) prix Nobel de physique, l'allemand Hans Fischer [30] (1881-1945) prix Nobel de chimie, le romancier américain Sinclair Lewis (1885-1951) prix Nobel de littérature, enfin l'évêque luthérien suédois Lars Olof Jonathan (dit Nathan) Söderblom (1866-1931) prix Nobel de la paix. Le lendemain 11 décembre, Landsteiner prononce la conférence traditionnelle des lauréats, en allemand, sur le thème des « Différences individuelles du sang humain » (*Über individuelle Unterschiede des menschlichen Blutes*). Une version anglaise du texte paraît en avril 1931 dans la revue *Science* (*Individual differences in human blood*) (**c-265**). Landsteiner est de retour à New York le 30 décembre 1930.

Malgré sa modestie et sa timidité, Landsteiner se montre très fier de son prix. Pourtant, il ne considère pas la découverte des groupes sanguins humains comme la part prépondérante de son oeuvre scientifique : il confiera à plusieurs de ses collaborateurs, à Philip Levine* et Merrill Chase* notamment, qu'il aurait préféré que le Nobel lui fût attribué pour ses travaux sur les bases chimiques des réactions immunologiques et le concept d'haptène.

Après son prix, Landsteiner devient, de plein droit, « nominateur ». Et ses choix vont être à la fois pertinents et d'une élégante gratitude. En particulier, dès 1931, il propose Thomas Hunt Morgan* qui l'avait conseillé sur la génétique des antigènes M et N des hématies humaines. Morgan sera lauréat du Nobel en 1933. Il propose pour le Nobel 1932 Constantin Levaditi*, cosignataire de ses travaux sur la poliomyélite. Grand pastorien, Levaditi n'obtiendra néanmoins jamais le Nobel. Il propose aussi avec une belle opiniâtreté, en 1934, 1935, 1936 et 1937, Peyton Rous*, qui l'avait accueilli à son arrivée à New York et était devenu un ami. Mais Rous n'obtiendra le Nobel, pour ses travaux sur les virus oncogènes, que beaucoup plus tard, en 1966.

Chapitre IX

DERNIÈRES ANNÉES, DERNIERS FEUX (1931-1943)

----

1 - Dernières années américaines

Pour Landsteiner, son prix Nobel ne change guère le quotidien, toujours dominé par le travail de recherche à l'institut Rockefeller ; soirées et dimanches sont toujours consacrés à la lecture de la presse scientifique, à la préparation ou à la rédaction de publications, éventuellement avec un collaborateur. Ainsi, Alexander Wiener* raconte que, plusieurs années durant, il vint travailler chez Landsteiner quasiment tous les mercredis soirs.

Le bruit et l'agitation étant de plus en plus péniblement supportables à Landsteiner, la famille quitte l'appartement de *Madison Avenue* pour un logis plus calme et plus vaste, toujours à Manhattan, dans la 86ème rue (*25, east 86th street*). Après son voyage à Stockholm en décembre 1930, Landsteiner va revoir l'Europe une dernière fois, et particulièrement son pays natal. Il répond à l'invitation du Dr Franz Josef Lang (1894-1975), professeur d'anatomo-pathologie à Innsbruck, rencontré à New York en 1925 : avec son épouse et son fils, lors d'un séjour de plusieurs semaines de l'été 1933, il revoit « son Autriche », Innsbruck et les lacs tyroliens. Il semble avoir été ému de ce voyage, au point d'évoquer avec Lang un retour au pays natal pour prendre la direction de l'institut d'hygiène de l'Université d'Innsbruck. Ce vague projet ne se fera pas ; Landsteiner est américain. Peu après, dans le milieu des années trente, son fils Ernst, Karl, dont le prénom usuel a été américanisé en Ernest, commence des études supérieures à l'Université Harvard. Comme son père, il sera médecin ; il est diplômé de *Harvard Medical School* en 1941.

Dans sa vie professionnelle, Landsteiner reste un chercheur impeccable, opiniâtre, méthodique, scrupuleux. Pourtant, l'âge accuse peu à peu les traits de sa personnalité : une raideur qui s'applique à masquer une confondante modestie et une timidité irrépressible, une profonde aversion pour toute forme de publicité et d'agitation. La nature mélancolique de Landsteiner s'obscurcit de pessimisme. La vie moderne le déconcerte et le rebute : lui qui s'est jusqu'alors montré d'une souveraine indifférence aux affaires publiques, s'angoisse des convulsions politiques de l'Europe et de la montée du nazisme. Jusqu'à sa mort en 1943, la victoire de l'Allemagne hitlérienne lui paraîtra inéluctable [1] !

Cette inquiétude, seul le calme de la nature peut encore l'apaiser. Landsteiner le retrouve avec délice dans sa retraite de Nantucket. Pourtant, même là, les voisins, les promeneurs sont bientôt jugés trop nombreux, bruyants, importuns. Dès 1935, Landsteiner délaisse l'île de Nantucket et sa maison de Sciasconset, et acquiert une ferme isolée et abandonnée près de Newfane, dans les collines boisées du Vermont méridional [2]. Il y séjourne désormais chaque été jusqu'à sa mort.

2 - Derniers feux scientifiques (1931-1943)

Son prix Nobel vaut à Landsteiner de notables améliorations de ses conditions de travail à l'institut Rockefeller. On lui attribue, dès 1931, un nouveau laboratoire, plus vaste, dans le bâtiment nord récemment construit (actuellement, *Theobald Smith Hall*). Il obtient aussi un collaborateur supplémentaire, en la personne de John Lesh Jacobs*. Dans ces dernières années d'activité scientifique (1931-1943), Landsteiner conserve plusieurs de ses collaborateurs de la période précédente : James van der Scheer* jusqu'en 1939, Philip Levine* jusqu'en 1932, Clara Nigg* jusqu'en 1937. Mais trois collaborateurs nouveaux vont marquer cette ultime période :

- John Lesh Jacobs*, immunologiste et bactériologiste, de 1931 à 1936 ;

• Merrill Wallace Chase*, immunologiste et bactériologiste, de 1932 à 1943 ;
• Alexander Solomon Wiener*, sérologiste, de 1931 à 1943. Wiener est un collaborateur capital mais atypique : médecin à l'hôpital juif de Brooklyn, il ne fut jamais membre de l'institut Rockefeller.

Landsteiner est resté exigeant et autoritaire, et ces traits de caractère se sont même accentués avec l'âge ; il attribue à chacun son thème de recherche puis organise, planifie, contrôle étroitement le travail de ses collaborateurs. Cette discipline, jugée trop raide, trop « germanique » au goût de certains, est généralement acceptée, car nul ne conteste l'immense autorité scientifique de celui que ses assistants appellent familièrement entre eux « le chef » (figure 18). Un texte de John Lesh Jacobs* de 1962 rappelle cette affectueuse déférence : « *Among Dr Landsteiner's laboratory assistants, when speaking to each other, he was affectionately known as the ' Chief '* »[3]. Cette ferme autorité, pourtant, ne va pas sans humour lorsque Landsteiner se décrit comme un chef d'orchestre avec… « le chimiste van der Scheer comme premier violon, le Dr Jacobs à la trompette et le Dr Chase au cor »[4] !

Après le Nobel, de nouvelles distinctions vont encore porter témoignage de l'imposante stature scientifique de Landsteiner :
• En janvier 1932, il est élu membre de la *New York Academy of Medicine*.
• En 1933, il reçoit la médaille d'or de la Croix Rouge néerlandaise pour sa découverte des groupes sanguins.
• Il est fait Docteur *Honoris Causa* de l'université de Cambridge et de l'université libre de Bruxelles en 1934, de l'université Harvard en 1936.
• En 1935, il est élu membre de la *Pathological Society of Great Britain and Ireland.*
• En 1938, il reçoit le prix Cameron[5] de l'école de médecine de l'Université d'Edimbourg «…en reconnaissance de ses recherches sur les iso-hémagglutinines et les groupes sanguins

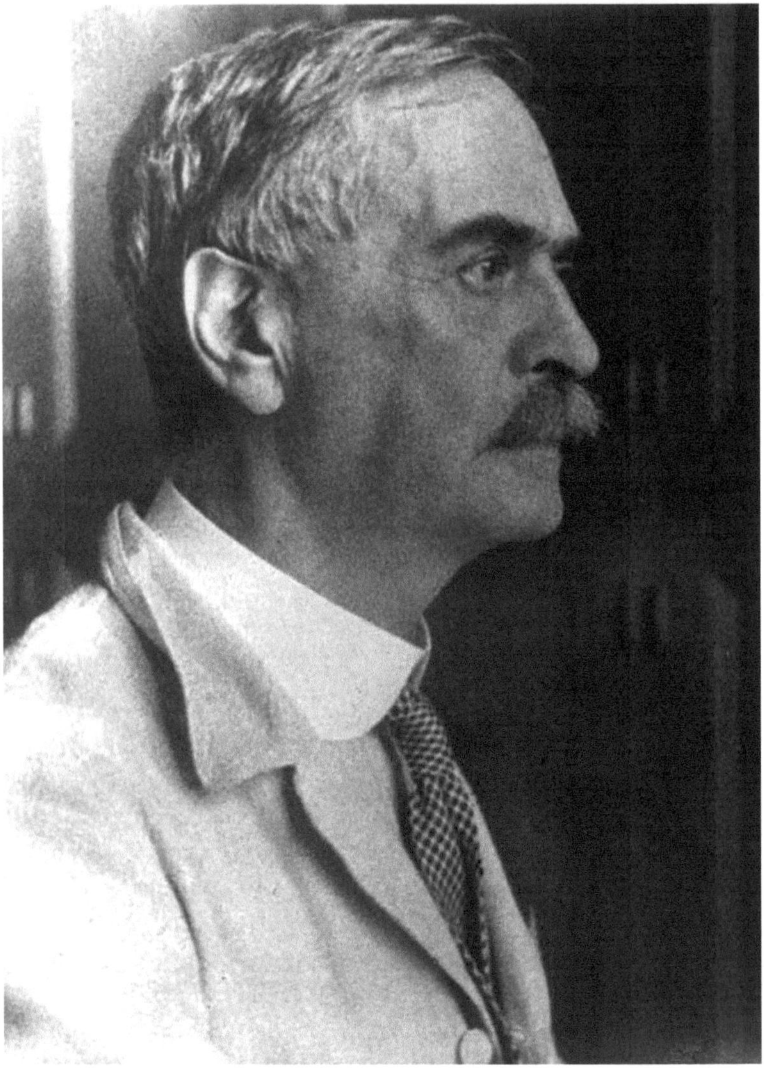

Figure 18 : Landsteiner à l'institut Rockefeller, à l'âge de 66 ans (période 1934-1935).

et pour l'importance de ses découvertes dans la pratique de la transfusion sanguine. »

• En mai 1941, il est élu membre étranger de la Société Royale de Londres (« *distinguished for : his work on immunological specificity, and its relation to chemical structure ; and on the human groups* ») [6].

L'âge et les honneurs ne calment pas l'ardeur scientifique de Landsteiner. Ils l'exaltent, au contraire, et la période 1931-1943 est un étourdissant feu d'artifice de travaux de recherche et de publications, avec une vingtaine de notes techniques et communications brèves, 29 articles dans le *Journal of Experimental Medicine* et huit dans le *Journal of Immunology*. En outre, notoriété oblige, Landsteiner est sollicité pour écrire des chapitres de traités (**c-263**), des revues générales sur des sujets d'immunochimie (**c-310, c-320**), des préfaces (**c-337**). Il rédige, en particulier, la préface (**c-304a**) à la première monographie française sur les groupes sanguins, par René Dujarric de la Rivière*, de l'institut Pasteur, et Nicholas Kossovitch en 1936 [7].

Recherches sur le typhus et les rickettsies. Dans le laboratoire de Landsteiner, les rickettsies sont l'affaire de Clara Nigg* ; et le « chef » ne s'y intéresse que modérément. Leurs publications communes sur la question sont peu nombreuses, mais pas sans importance. En effet, la culture prolongée *in vitro* des rickettsies s'était jusqu'alors avérée impossible. Clara Nigg* et Landsteiner imaginent un milieu de culture fait de tissu vivant (albuginée de testicule de cobaye) dans du plasma ou du sérum de cobaye (**c-261, c-278**). Dans un tel milieu, et avec le renouvellement périodique du tissu vivant, ils réussissent à conserver pendant plusieurs mois la virulence de diverses souches de rickettsies (dont une, provenant du laboratoire de Charles Nicolle, à Tunis). Pareilles expériences furent répétées avec succès en utilisant d'autres tissus (rein, rate, coeur, poumon, cerveau de cobaye) (**c-282**). Mais surtout, Clara Nigg* et Landsteiner insistent clairement sur le rôle, à leurs yeux capital, du tissu vivant [8]. On sait maintenant que les rickettsies sont de petites bactéries à développement intracellulaire obligatoire : par leur rigueur expérimentale, Clara Nigg* et Landsteiner en ont eu, dès 1932, l'admirable prémonition.

Clara Nigg* continue ses travaux sur les rickettsies dans le laboratoire de Landsteiner. Mais les résultats en sont publiés sans la cosignature de ce dernier, dont l'intérêt s'est manifestement porté vers d'autres thèmes de recherches [8,9,10]. Clara, elle, va payer un douloureux tribut à sa fidélité aux rickettsies : au cours de ses travaux expérimentaux, elle contracte le typhus. Elle n'en meurt pas, mais en reste malade et affaiblie pendant plusieurs mois.

Recherches sur la spécificité immunologique des protéines. La passion prédominante de Landsteiner, c'est l'étude du mécanisme chimique des réactions immunitaires ; et jamais il n'abandonne ce thème, même s'il semble parfois s'en éloigner. Aidé de son assistant James van der Scheer*, il y revient dès 1927, en continuité logique avec la longue série des quinze « Communications sur les antigènes » de la période 1912-1921. Leur méthode expérimentale, sommaire mais robuste, est maintenant bien maîtrisée :

- • Préparation d'un « antigène artificiel » par modification de protéines animales (provenant, le plus souvent, de sérum de cheval) ;
- • Production d'un antisérum par injection au lapin de cet antigène modifié ;
- • Révélation de la réaction antigène-anticorps par une précipitation *in vitro*.

Dans une longue série de quelques notes techniques (**c-277, c-281**) et de dix articles publiés entre 1928 et 1939, Landsteiner et van der Scheer explorent minutieusement les effets de diverses modifications physico-chimiques d'un antigène protéique sur sa spécificité et sa réactivité immunologique. Ils analysent ainsi successivement les conséquences d'une acidification par fixation de groupements carboxyls libres (**c-224**), puis celles de la fixation d'isomères lévogyres ou dextrogyres d'une même molécule (**c-241, c-251**), de la fixation de divers acides aminés (**c-301**), d'acides aliphatiques (**c-283, c-294**) ou de petits peptides de tailles diverses (**c-279, c-295, c-303, c-324**).

C'est au cours de cette décennie 1930 que, naturellement, Landsteiner ressent peu à peu le besoin d'organiser et présenter en un ouvrage synthétique l'ensemble de ses recherches sur la spécificité sérologique des protéines et les antigènes cellulaires (particulièrement les agglutinogènes des hématies humaines ou animales). Il le fait initialement en allemand dans un ouvrage publié en 1933 (*Die Spezifizität der serologischen Reaktionen*) (**c-289**). Une première édition en anglais paraît en 1936 (*The specificity of serological reactions*) (**c-309**). Une deuxième édition anglaise, quasiment prête en 1943 à la mort de l'auteur, sera publiée en 1945 (**c-346**). Dans cette dernière édition, Landsteiner fait un exposé synthétique détaillé de ses travaux sur la spécificité sérologique des protéines, les antigènes cellulaires, la nature et la spécificité des anticorps, les antigènes artificiels, les haptènes, les antigènes non-protéiques. Il fait aussi une ample revue des travaux de nombreux autres chercheurs sur des thèmes similaires. L'ouvrage est impressionnant d'érudition. Il témoigne de façon éclatante que Landsteiner est bien un des pères fondateurs de l'immunologie : celle-ci, née des théories géniales mais souvent fumeuses de Paul Ehrlich*, devient en un demi-siècle grâce à Landsteiner et à quelques autres, une discipline scientifique adulte. Pourtant, le livre laisse une impression de malaise : il est certes méthodiquement ordonné et écrit mais, à l'image de l'auteur, austère et même revêche. Compact, engorgé d'innombrables références bibliographiques, l'ouvrage, malgré l'immense respect qu'inspire son auteur, est pratiquement impossible à lire.

Recherches sur l'allergie. Dans les dix dernières années de sa carrière (1933-1943), Landsteiner consacre beaucoup d'efforts à l'étude des phénomènes d'allergie cutanée et d'anaphylaxie chez l'animal. Ces recherches font de lui un des créateurs de l'allergologie. Elles sont présentées dans une longue série de dix « Etudes sur la sensibilisation animale par des composés chimiques simples » (*Studies on the sensitization of animals with simple chemical compounds*) publiées en collaboration avec John L. Jacobs* jusqu'en 1936 (Etudes I à III), puis avec

Merrill W. Chase* (Etudes IV à IX). L'étude X (référence **c-344** du catalogue Chase) ne fut publiée qu'en 1947, après la mort de Landsteiner, avec un titre un peu modifié et signée du seul Merrill W. Chase [11].

Ces dix longs articles, tous parus dans le *Journal of Experimental Medicine*, explorent scrupuleusement les phénomènes d'allergie cutanée et d'anaphylaxie chez le cobaye. Ils sont l'ultime, admirable et majestueuse expression de la démarche scientifique de Landsteiner. Les premiers articles définissent avec précision les conditions d'expérience (**c-292, c-293, c-300**) : la structure des divers composés chimiques utilisés, avec leurs dosages, leur préparation, leurs volumes, rythmes et voies d'administration à l'animal, la standardisation des règles d'évaluation et d'expression des résultats. De nombreux composés sont testés (**c-306**), et parmi eux, certains connus pour donner des accidents d'hypersensibilité chez l'homme, tel que le 2,4 dinitrochlorobenzène. Etudiant le phénomène d'anaphylaxie, Landsteiner et Chase montrent qu'après sensibilisation par injections intradermiques de divers composés (2,4 dinitrochlorobenzène, chlorure de picryle), l'injection intraveineuse du même composé conjugué à une protéine porteuse provoque, chez l'animal, un choc anaphylactique fréquemment mortel (**c-313**). Pour un composé chimique donné [12], ils évaluent le temps minimum de contact cutané nécessaire à l'apparition de la réaction d'hypersensibilité (**c-322**) ; ils montrent que l'intégrité du réseau lymphatique sous-jacent à la zone de contact cutané est nécessaire à l'apparition de la réaction d'hypersensibilité (**c-322**), que celle-ci est beaucoup plus forte en cas de lésion cutanée préalable (**c-331**). Poursuivant leurs « jongleries » expérimentales, Landsteiner et Chase établissent que choc anaphylactique ou hypersensibilité cutanée peuvent survenir sans contact cutané préalable, mais après injection intrapéritonéale du composé chimique couplé à une protéine porteuse. Cette sensibilisation est fortement stimulée par l'administration intrapéritonéale préalable d'un adjuvant (bacilles tuberculeux tués, en suspension dans l'huile de paraffine : préparation connue sous le nom d'adjuvant de Freund) (**c-327**). Enfin Landsteiner et

Chase remarquent que ces réactions d'hypersensibilité cutanée peuvent être transmises d'un animal sensibilisé à un animal vierge, par injection intrapéritonéale à ce dernier de la fraction cellulaire d'un exsudat péritonéal de l'animal sensibilisé (**c-339**). Une telle transmission est même parfois possible par des anticorps sériques provenant d'animaux sensibilisés (**c-344**).

La mort de Landsteiner, en juin 1943, interrompt ce magnifique cheminement expérimental, que Chase reprendra avec d'autres. Néanmoins une certitude demeure : Landsteiner est un des grands défricheurs du vaste domaine de l'allergie et des mécanismes immunitaires d'hypersensibilité [13].

Découverte du facteur rhésus. Elle est, pour l'essentiel, l'oeuvre de trois personnes : Landsteiner, Philip Levine* et Alexander Solomon Wiener*. L'implication exacte de chacun dans cette découverte a été longuement controversée. Mais Levine et Wiener y tiennent certainement les rôles les plus dynamiques. L'un et l'autre se connaissent depuis 1929 ; ils ont longtemps eu des relations cordiales avant que ne s'engage entre eux une longue et amère querelle de priorité dans la découverte du facteur rhésus.

C'est une histoire cocasse que celle du premier contact d'Alexander Wiener* avec Landsteiner et son assistant Philip Levine*. Wiener est encore étudiant en médecine, en fin d'étude à l'hôpital juif de Brooklyn, lorsqu'il publie, en 1929, un article théorique sur l'isohémagglutination. Il y est écrit que ce phénomène, loin d'avoir été découvert par Landsteiner comme cela paraissait généralement admis, était connu au Japon et en Chine depuis le treizième siècle : « *Up to very recently Landsteiner's priority in discovering the phenomenon of isohemagglutination was unquestioned. In a paper written by Furuhata in 1927, however, it is stated that this reaction was in vogue in Japan and China in the thirteenth century* »[14]. Cette affirmation saugrenue tient du canular de carabin ! Elle met en fureur Landsteiner, qui charge Levine de convoquer Wiener à l'institut Rockefeller. L'impertinent est sermonné mais Landsteiner se montre finalement indulgent [15]. Peu après,

Wiener et ses coauteurs font paraître, dans la même revue, une rétractation des propos contestés [16].

Philip Levine* quitte l'institut Rockefeller en 1932, probablement à l'instigation de Flexner qui ne souhaite pas que les assistants restent en poste plus de trois à cinq ans en l'absence de promotion comme membre titulaire [17]. En quittant l'institut, Levine promet, à l'insistance de Landsteiner semble-t-il, d'abandonner toute recherche sur les groupes sanguins. Il se tourne vers la bactériologie, à l'école de médecine de l'université du Wisconsin, jusqu'en 1935 ; puis il rejoint le laboratoire du *Beth Israel Hospital* à Newark, New Jersey. C'est là qu'il reçoit, en octobre 1937, des prélèvements de sang d'une femme de 25 ans, Mary Seno. Cette secundipare a accouché en septembre d'un foetus mort de 600 grammes, et présenté une hémorragie ayant nécessité plusieurs transfusions de sang de son mari ainsi qu'une hystérectomie d'hémostase. Ces événements sont suivis de l'émission d'une urine «sanglante et sombre » (*bloody and dusky*). Le sérum de Mary Seno agglutine les hématies de son mari, alors qu'ils sont l'un et l'autre du groupe O. Il agglutine aussi les hématies de la plupart des personnes de groupe O (83 sur 104 personnes testées). Ces réactions d'agglutination sont de même intensité selon qu'elles sont réalisées à 20°C ou à 37°C ; elles sont indépendantes des facteurs M, N et P [18].

Ainsi, dès 1937, ce qui sera le facteur rhésus est bel et bien découvert, et par Philip Levine* indubitablement. Il lui suffisait alors de rédiger et publier son observation. Mais il en va autrement, car ce n'est que presque deux ans plus tard, en juillet 1939, qu'est publiée cette brève observation, cosignée avec Rufus Stetson, sous un titre étrangement vague et anodin (*An unusual case of intra-group agglutination*) [18]. En outre, Levine et Stetson focalisent leur publication sur les caractères de l'agglutinine sérique et ne font qu'évoquer l'agglutinogène correspondant, sans même proposer de lui donner un nom[19] ! Pourquoi ce retard de publication de presque deux ans ? Pourquoi cette prudence, excessive jusqu'à la timidité ? Pourquoi ce ton neutre, factuel, terne ? Ne trahissent-ils pas les scrupules d'un Levine soucieux, inquiet de se montrer infidèle à la promesse, faite jadis à son maître Landsteiner, de ne plus travailler sur les groupes sanguins ?

Après leur rencontre burlesque de 1929, Wiener engage avec Landsteiner une collaboration d'abord occasionnelle, qui devient plus étroite à partir de 1936. C'est un personnage flamboyant qu'Alexander Solomon Wiener* ! Il est très doué, féru de musique et de mathématiques comme Landsteiner, brillant et décidé, mais indocile, véhément, querelleur. Son premier article cosigné avec Landsteiner date de 1937 (**c-311**) : il montre la présence du facteur M sur les hématies de diverses espèces de singes, et en particulier du singe *Macacus rhesus* (*Macaca mulatta*). Vient alors à Wiener, l'idée d'injecter des hématies de *Macacus rhesus* à des lapins ou à des cobayes dans l'intention d'obtenir un sérum anti-M, qui pourrait être utile à l'étude des hématies humaines. Ce sérum animal agglutine en effet les hématies humaines porteuses du facteur M mais, après épuisement par absorption de sa spécificité anti-M, il agglutine aussi les hématies de 39 des 45 personnes étudiées ! Ce résultat paraît en janvier 1940 dans une très courte note technique de dix-neuf lignes et un tableau (**c-325**) : Landsteiner et Wiener y présentent laconiquement leur découverte d'un « facteur agglutinant » retrouvé sur les hématies de certaines personnes, indépendant des groupes ABO ainsi que des facteurs M, N et P. Quelques mois auparavant, Wiener avait reçu le sérum d'une femme décédée en août 1939, de groupe sanguin O, polytransfusée avec du sang de groupe O. Il montre que ce sérum agglutine les hématies de la plupart des personnes du même groupe [20]. Son idée de génie est alors de comparer les propriétés agglutinantes de ce sérum humain avec celles du sérum de lapin anti-*Macacus rhesus* : les résultats sur les hématies de quatorze personnes de groupe O se révèlent parfaitement concordants [20] !

Ainsi, au-delà des innombrables articles, témoignages et commentaires qui ont fini par ensevelir cette question, les rôles des trois principaux protagonistes peuvent être résumés comme suit :

• C'est incontestablement Levine (figure 19) qui le premier, en 1937, découvre le facteur rhésus, avec la mise en évidence d'un anticorps humain développé par immunisation foeto-maternelle. Mais il tarde à faire connaître son travail, qui n'est publié qu'en 1939 ; en outre, il ne donne pas de nom, donc pas d'existence symbolique au facteur qu'il a découvert. Les raisons de cette attitude - négligence ? prudence méthodologique excessive ? timidité face à l'impérieuse figure de Landsteiner ? - ne seront vraisemblablement jamais élucidées.

• Les travaux de Wiener sont un peu plus tardifs (1939-1940), bien qu'il ait obstinément prétendu le contraire [21]; ils sont, pour la plupart, cosignés avec Landsteiner. L'un porte sur la préparation d'un anticorps de lapin anti-*Macacus rhesus* qui se révèle actif contre un « facteur agglutinable » présent sur les hématies de la plupart des humains ; un autre est la mise en évidence d'un anticorps humain post-transfusionnel indépendant des groupes ABO. Le trait de génie de Wiener est alors d'imaginer pour ces deux anticorps une spécificité antigénique commune.

• Landsteiner, enfin, dans la triade des protagonistes a un rôle ambigu. Il ne prend très vraisemblablement aucune part à la découverte de Levine en 1937. Peut-être même n'est-il pas étranger à son retard de publication ! Certes, en janvier 1940, il publie avec Wiener la mise en évidence du « facteur agglutinable » humain reconnu par un sérum de lapin anti-*Macacus rhesus* (**c-325**). Mais l'article est minuscule (dix- neuf lignes et un tableau !) et sa brièveté surprend, comme si Landsteiner n'était pas vraiment convaincu de son intérêt. Ce n'est que plus tard, au cours de l'année 1940 et des premiers mois de 1941, qu'il semble prendre conscience de l'importance de ce nouveau « facteur agglutinable » : c'est alors, cosigné

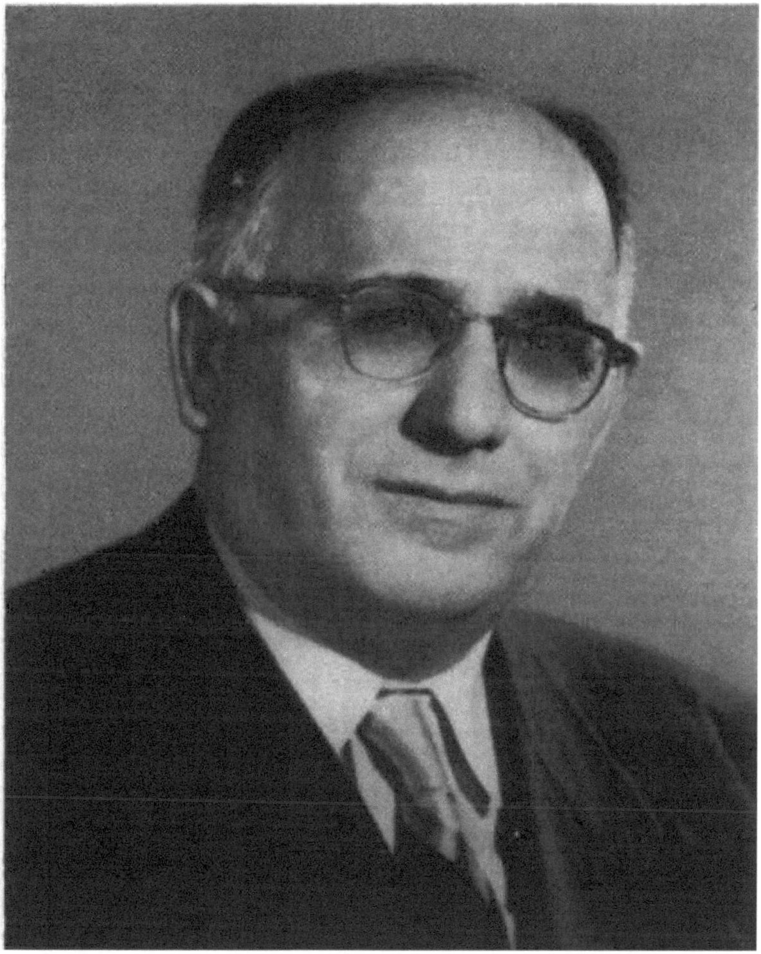

Figure 19 : Philip Levine* (1900-1987).

avec Wiener, ce long article du *Journal of Experimental Medicine* de septembre 1941 (**c-335**), par lequel Landsteiner « reprend la main », donne de ce facteur une présentation détaillée bien dans sa manière méthodique et, enfin, lui donne un nom donc une existence symbolique.

Il est généralement écrit que Landsteiner a, avec Wiener, découvert le système Rhésus. Après analyse, cette affirmation apparaît très approximative [22]. Il est plus exact d'écrire que Landsteiner a participé, encore que d'assez loin, puis acquiescé à la découverte du facteur rhésus (connu maintenant sous le nom d'antigène D, ou RH1, du système Rhésus) [23]. Quant à l'étude exhaustive du système Rhésus, avec ses complexités immunologiques, biochimiques et génétiques, Landsteiner n'y prend qu'une part minime (**c-340, c-342, c-343**). Ce sera l'oeuvre de Levine et Wiener, mais aussi de bien d'autres, parmi lesquels Robert Race*, Ruth Sanger*, le statisticien et généticien Ronald Fisher [24,25]. Avec ces derniers, Wiener, décidément incorrigible, trouvera matière à de nouvelles querelles, tout aussi âpres et inexorables que sa querelle avec Levine [26]. Finalement, ce n'est qu'en 1986 que Patricia Tippett élucidera la curieuse organisation génique du système Rhésus, avec ses deux locus presque contigus, porteurs respectivement du gène D et des couples de gènes allèles Cc et Ee [27].

Par-delà les querelles de priorité, la Fondation Lasker honorera les trois acteurs majeurs de cette longue quête : en 1946, Landsteiner, à titre posthume, Wiener et Levine seront lauréats du premier *Albert Lasker Clinical Medical Research Award* pour leur découverte du facteur rhésus (« *...for the discovery of the Rh factor and its significance as a cause of maternal, prenatal and neonatal morbidity and mortality.* »).

3 - Ultimes années, la mort

En juin 1939 - il a 71 ans - Landsteiner quitte officiellement son poste à l'institut Rockefeller, dont il devient

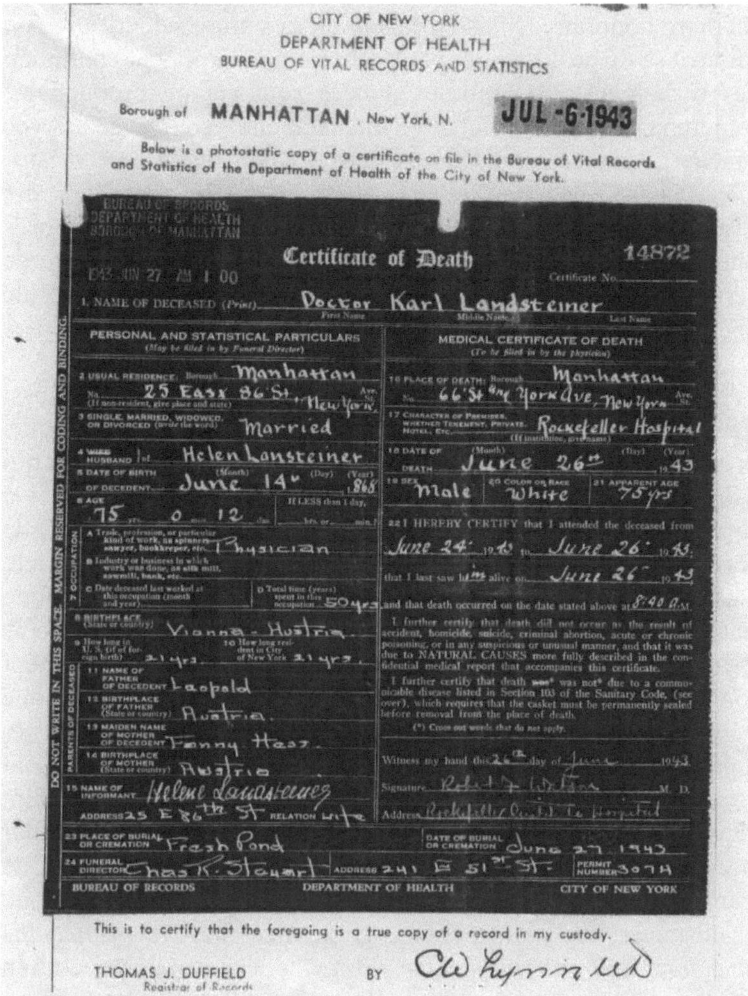

CITY OF NEW YORK
DEPARTMENT OF HEALTH
BUREAU OF VITAL RECORDS AND STATISTICS

Borough of MANHATTAN, New York, N. Y. JUL - 6 1943

Below is a photostatic copy of a certificate on file in the Bureau of Vital Records and Statistics of the Department of Health of the City of New York.

BUREAU OF RECORDS
DEPARTMENT OF HEALTH
BOROUGH OF MANHATTAN
1943 JUN 27 AM 1 00

Certificate of Death 14872

Certificate No.

1. NAME OF DECEASED (Print) Doctor Karl Landsteiner

PERSONAL AND STATISTICAL PARTICULARS (May be filled in by Funeral Director)

2 USUAL RESIDENCE: Borough Manhattan
No. 25 East 86 St., New York
3 SINGLE, MARRIED, WIDOWED, OR DIVORCED (write the word) Married
4 WIFE / HUSBAND of Helen Lansteiner
5 DATE OF BIRTH OF DECEDENT June 14th 1868
6 AGE 75 yrs. 0 mos. 12 days
7 A Trade, profession, or particular kind of work: Physician
D Total time (years) spent in this occupation 50 yrs
8 BIRTHPLACE (State or country) Vienna - Austria
9 How long in U. S. 21 yrs. 10 How long resident in City of New York 21 yrs.
11 NAME OF FATHER OF DECEDENT Leopold
12 BIRTHPLACE OF FATHER (State or country) Austria
13 MAIDEN NAME OF MOTHER OF DECEDENT Fanny Hess
14 BIRTHPLACE OF MOTHER (State or country) Austria
15 NAME OF INFORMANT Helene Landsteiner
ADDRESS 25 E 86th St RELATION wife

MEDICAL CERTIFICATE OF DEATH (To be filled in by the physician)

16 PLACE OF DEATH: Borough Manhattan
No. 66 St 4 York Ave, New York
17 CHARACTER OF PREMISES: Rockefeller Hospital
18 DATE OF DEATH June 26th 1943
19 SEX Male 20 COLOR OR RACE White 21 APPARENT AGE 75 yrs
22 I HEREBY CERTIFY that I attended the deceased from June 24 1943 to June 26 1943; that I last saw him alive on June 26 1943 and that death occurred on the date stated above at 8:40 A.M.

I further certify that death did not occur as the result of accident, homicide, suicide, criminal abortion, acute or chronic poisoning, or in any suspicious or unusual manner, and that it was due to NATURAL CAUSES more fully described in the confidential medical report that accompanies this certificate.

I further certify that death was not due to a communicable disease listed in Section 103 of the Sanitary Code, (see over), which requires that the casket must be permanently sealed before removal from the place of death.

(*) Cross out words that do not apply.

Witness my hand this 26th day of June 1943
Signature Robert F. Watson M. D.
Address Rockefeller Institute Hospital

23 PLACE OF BURIAL OR CREMATION Fresh Pond
DATE OF BURIAL OR CREMATION June 27 1943
24 FUNERAL DIRECTOR Chas R. Stewart ADDRESS 241 E 51st St. PERMIT NUMBER 3074

BUREAU OF RECORDS DEPARTMENT OF HEALTH CITY OF NEW YORK

This is to certify that the foregoing is a true copy of a record in my custody.

THOMAS J. DUFFIELD
Registrar of Records
BY

Figure 20 : Certificat de décès de Landsteiner, établi par le bureau de l'état-civil de la ville de New York.

membre honoraire. Mais en raison de sa stature scientifique, on laisse à sa disposition un petit laboratoire où il peut continuer ses recherches. Ces ultimes années sont encore productives, témoignage d'une vigueur intellectuelle conservée. Avec Wiener, Landsteiner se lance dans l'étude du facteur rhésus; avec Chase, il travaille aux quatre dernières de leurs dix «Etudes sur la sensibilisation animale par des composés chimiques simples » (**c-327, c-331, c-333**), dont la dernière ne sera publiée qu'après la mort de Landsteiner, sous la seule signature de Chase (**c-344**).

Cette verdeur intellectuelle, Landsteiner l'exprime aussi dans son intérêt pour les nouvelles voies de la physico-chimie, et particulièrement pour les travaux de Linus C. Pauling* qui propose une interprétation des liaisons chimiques renouvelée à la lumière de la physique quantique. Depuis ses années de formation post-doctorale, à Würzburg, à Munich, à Zurich, Landsteiner est resté chimiste dans l'âme ; de plus, son solide bagage mathématique lui permet de comprendre les fondements théoriques de la physique quantique. Il saisit donc rapidement toute l'importance des travaux de Pauling pour une compréhension plus fine de la liaison chimique antigène-anticorps et de sa spécificité. Landsteiner et Pauling se sont rencontrés, à l'institut Rockefeller dés 1936, et s'écrivent régulièrement. Landsteiner envisage même, un moment, d'aller travailler en Californie, à Pasadena, dans le laboratoire de Pauling ; mais ce projet n'a pas de suite. Enfin, à la demande de Landsteiner [28], Pauling rédige le dernier chapitre (*Molecular structure and intermolecular forces*) de la deuxième édition anglaise de son ouvrage sur la « Spécificité des réactions sérologiques » (**c-346**).

La dernière année de la vie de Landsteiner est attristée par la maladie de sa femme, chez qui est diagnostiqué un cancer de la thyroïde. Quant à Landsteiner lui-même, une pieuse tradition veut qu'il soit mort à la tâche dans son laboratoire. Ce n'est pas exact, même s'il travaille, en effet, jusqu'au bout de ses forces : le 24 juin 1943 au matin, il est pris d'un soudain malaise dans son laboratoire, avec violente douleur thoracique

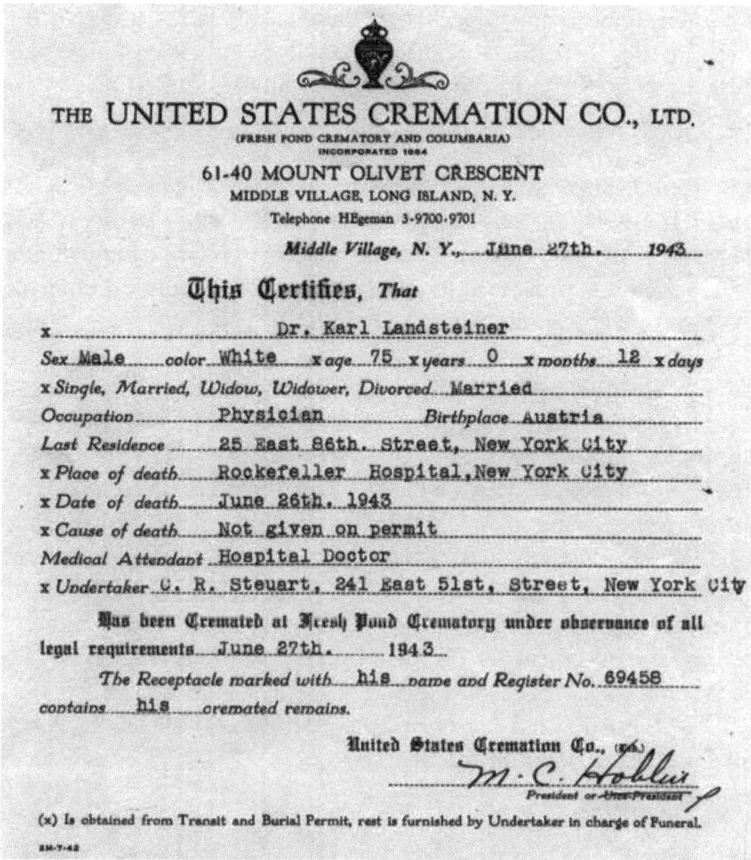

THE UNITED STATES CREMATION CO., LTD.
(FRESH POND CREMATORY AND COLUMBARIA)
INCORPORATED 1884
61-40 MOUNT OLIVET CRESCENT
MIDDLE VILLAGE, LONG ISLAND, N. Y.
Telephone HEgeman 3-9700-9701

Middle Village, N. Y., June 27th. *1943*

This Certifies, *That*

x Dr. Karl Landsteiner

Sex Male *color* White *x age* 75 *x years* 0 *x months* 12 *x days*

x Single, Married, Widow, Widower, Divorced Married

Occupation Physician *Birthplace* Austria

Last Residence 25 East 86th. Street, New York City

x Place of death Rockefeller Hospital, New York City

x Date of death June 26th. 1943

x Cause of death Not given on permit

Medical Attendant Hospital Doctor

x Undertaker C. R. Steuart, 241 East 51st, Street, New York City

Has been Cremated at Fresh Pond Crematory under observance of all legal requirements June 27th. 1943

The Receptacle marked with his *name and Register No.* 69458 *contains* his *cremated remains.*

United States Cremation Co., (Ltd.)
M. C. Hollier
President ~~or Vice-President~~

(x) Is obtained from Transit and Burial Permit, rest is furnished by Undertaker in charge of Funeral.

Figure 21 : Certificat de crémation de la dépouille de Landsteiner (27 juin 1943).

caractéristique d'un infarctus du myocarde. Il est transporté à l'hôpital de l'institut Rockefeller où il meurt deux jours plus tard, le samedi matin 26 juin 1943, à 8h40, douze jours après son 75ème anniversaire (figure 20).

Le corps de Landsteiner est incinéré à New York le 27 juin (figure 21), ses cendres enterrées au *Prospect Hill Cemetery* de Nantucket, Massachusetts. Hélène Landsteiner meurt six mois plus tard, le 25 décembre 1943 ; elle est enterrée avec son mari à Nantucket (figure 22).

La descendance directe de Landsteiner se limite à son fils Ernest (Ernst, Karl, à l'origine) né le 08 avril 1917. Diplômé de *Harvard Medical School* en 1941, il devient chirurgien urologue. En 1945, alors qu'il est encore résident au *Peter Bent Brigham Hospital* de Boston, il participe avec Charles Hufnagel à la réalisation d'une des toutes premières greffes de rein de cadavre [29,30]. Puis il s'installe comme chirurgien urologue à Providence, Rhode Island, où il devient professeur de chirurgie (*Brown University Medical School*). A sa retraite, il se retire en Floride, à Naples d'abord, puis à Fort Myers. Il meurt le 24 février 2007, à l'âge de 89 ans, laissant une fille, Kristin, et un fils, Karl.

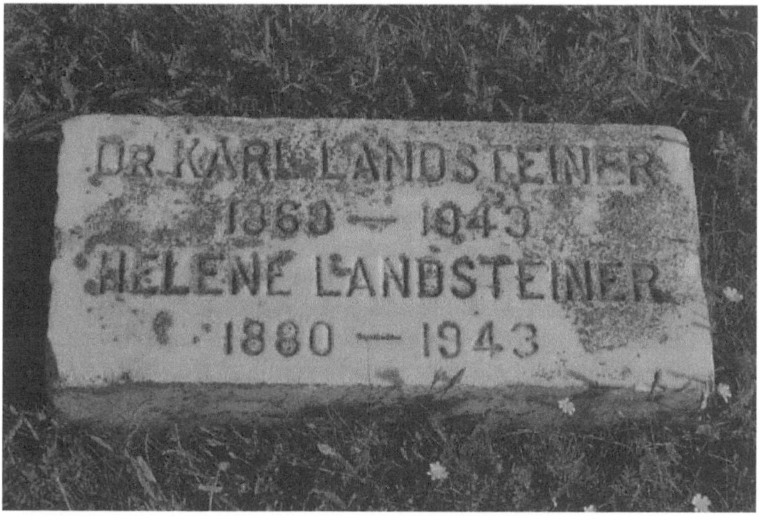

Figure 22 : Pierre tombale de Karl et Hélène Landsteiner au *Prospect Hill Cemetery* de Nantucket, Massachusetts.

Chapitre X

FINALE, EN FORME DE CATALOGUE

C'est fini. Les restes calcinés de Karl Landsteiner se perdent peu à peu dans les sables de Nantucket. Mais l'oeuvre reste, admirons-la, austère et parfois difficile, immense et majestueuse, formidablement novatrice. Cette oeuvre est le résultat d'un travail de titan, mais aussi le produit d'une époque. Pour témoigner de l'éclat et de l'importance d'une telle oeuvre, nous avons voulu convoquer dans ce finale tous ceux qui, de près ou de loin, l'ont inspirée, suscitée, stimulée, enrichie, accompagnée : maîtres, collaborateurs, élèves, confrères et collègues de Landsteiner.

Eut-il fallu en convoquer « *mille e tre* » ? Sans doute. Nous en avons choisi quatre-vingts.

ALBERT Eduard (1841-1900). Né à Senftenberg en Bohème (actuellement Zamberk, en Tchéquie), où son père est horloger. Etudiant à Vienne, il est Docteur en Médecine en 1867, puis assistant de Johann Dumreicher à la Première Clinique Chirurgicale de l'Université. Il est nommé professeur de chirurgie à Innsbruck (1873-1881) puis, à la mort de Dumreicher, à Vienne (1881-1900), où il est directeur de la Première Clinique Chirurgicale. Il est connu pour avoir, le premier en Autriche, introduit dans son service d'Innsbruck la méthode de Lister de traitement antiseptique des plaies. Il réalise, en 1876, la première allogreffe humaine de nerf, avec un segment de nerf tibial d'une jambe amputée[1]. Très orienté vers la chirurgie osseuse et articulaire, c'est un promoteur de l'arthrodèse, qu'il préconise dans des cas de paralysie d'un membre ou de traumatisme articulaire grave - il semble avoir été le premier à utiliser le mot « arthrodèse ». Pourtant il ne fut pas novateur en tout, publiant un virulent pamphlet contre l'exercice de la médecine par les femmes (*Die Frauen und das Studium der Medicin*, Wien, Alfred Hölder, 1895).

BAMBERGER Eugen (1857-1932). Né à Berlin. Il commence des études de médecine, les interrompt pour des études de chimie, à Heidelberg puis à Berlin. Docteur en Chimie de l'Université de Berlin, il devient assistant d'Adolf von Baeyer à Munich, *Privatdozent* en 1885, professeur de chimie organique à Munich en 1892, puis à l'Institut Fédéral Polytechnique de Zurich en 1893. Une maladie neurologique paralysante l'oblige à interrompre sa carrière en 1905.

BAMBERGER Heinrich von (1822-1888). Né à Zwornarka, près de Prague. Il étudie à Prague et à Vienne, est Docteur en Médecine à Prague en 1847. D'abord assistant à Prague, puis à Vienne, il est nommé professeur titulaire à Würzburg en 1854. En 1872, il succède à Johann von Oppolzer comme professeur de médecine à Vienne, directeur de la Deuxième Clinique Médicale de l'Université. Avec son *Lehrbuch der Krankheiten des Herzens* (1857), il est l'auteur d'un des premiers traités de cardiologie. Il fonde en 1888, avec l'ophtalmologiste Ernst Fuchs, la revue médicale « *Wiener klinische Wochenschrift* »[2]. Son fils **Eugen von BAMBERGER** (1858-1921), élève de Hermann Nothnagel*, chef du service de médecine du *Rudolfspital* de Vienne, a donné son nom au syndrome d'osteoarthropathie hypertrophiante pneumique dit « de Pierre Marie-Bamberger ».

BEHRING Emil, Adolf von (anobli en 1901) (1854-1917). Né à Hansdorf en Prusse Orientale (actuellement Lawice, en Pologne), d'origine modeste, fils d'un maître d'école. Il étudie la médecine à l'Académie Militaire de Berlin, dont il est diplômé en 1878. Après avoir exercé dans diverses garnisons, il revient à Berlin, comme assistant de Robert Koch en 1889, à l'institut d'hygiène puis à l'institut des maladies infectieuses. Il y côtoie Paul Ehrlich*, Shibasaburo Kitasato et commence ses recherches sur la sérothérapie du tétanos et de la diphtérie. En 1894, il quitte définitivement l'armée ; il est nommé professeur d'hygiène à Halle. En 1895, il devient professeur titulaire, directeur de l'institut d'hygiène à Marburg. En 1901, il est lauréat du premier prix Nobel de Physiologie ou Médecine pour ses travaux sur la sérothérapie et son application à la diphtérie. En 1904, il fonde à Marburg une société pour l'étude, la fabrication et la commercialisation de sérums et de vaccins (*Behringwerke*). Travailleur infatigable, il entreprend des recherches sur la sérothérapie et la vaccination anti-tuberculeuses, restées infructueuses.

BERNSTEIN Félix (1878-1956). Né à Halle, où son père est professeur de physiologie à l'Université. Sa mère, pianiste accomplie, l'aurait prénommé Félix en hommage à Mendelssohn. Dès le lycée, le jeune Félix se montre surdoué en mathématiques, étonnant même le grand mathématicien Georg Cantor, un ami de son père. Après une année d'histoire de l'art et d'archéologie à Pise, il se consacre aux mathématiques, à Göttingen où il obtient son doctorat en 1901. *Privatdozent* en 1903, il enseigne à Halle puis revient à Göttingen en 1911 comme professeur associé de statistiques. Pendant la guerre de 1914-1918, il dirige le service des statistiques de l'office central du rationnement à Berlin. En 1921, il est nommé professeur titulaire de mathématiques à Göttingen. En 1933, en application des lois raciales promulguées par le gouvernement du chancelier Hitler, il est chassé de l'Université [3]. Il enseigne dans diverses universités américaines, à des postes précaires de professeur invité. Revenu en Allemagne en 1948, il est réintégré dans l'Université de Göttingen, comme professeur émérite. Parmi des travaux mathématiques très variés, on lui doit l'explication de la transmission héréditaire des groupes sanguins ABO, selon un système de trois gènes allèles sur un locus unique.

BILLROTH Theodor (1829-1894). Né à Bergen, dans l'île de Rügen en mer Baltique. Son père, pasteur de l'église luthérienne, meurt lorsqu'il a cinq ans. Dès l'enfance, Billroth montre de grands talents musicaux et veut devenir musicien professionnel. A l'insistance de sa mère, il entreprend des études médicales, à Greifswald, Göttingen puis Berlin, où il est

Docteur en Médecine en 1852. Il est assistant puis *Privatdozent* (1856) auprès de Bernhard von Langenbeck, professeur de chirurgie à Berlin. En 1860, il est nommé professeur de chirurgie à Zurich où, à côté de son activité chirurgicale, il garde une grande activité musicale : il joue du piano, du violon ou de l'alto dans des concerts privés, fait en 1865 la connaissance de Brahms dont il restera un ami très proche [4], devient critique musical à la *Neue Zürcher Zeitung*, dirige même, parfois, l'orchestre symphonique de Zurich ! En 1867, il est nommé professeur de chirurgie à Vienne, directeur de la Deuxième Clinique Chirurgicale de l'Université, où sa renommée va devenir éclatante [5]. C'est un opérateur talentueux et un brillant conférencier, très intéressé par la pédagogie médicale. En 1881, il réalise avec succès la première gastrectomie, chez une femme de 43 ans atteinte d'un cancer du pylore. En 1882, un poste de professeur de chirurgie à Berlin lui est proposé, qu'il refuse, préférant rester à Vienne. Il meurt à Abbazia (actuellement Opatija) sur la riviera croate.

BRAUN Gustav (1829-1911). Né à Zistersdorf en Basse-Autriche. Etudie à Prague et à Vienne où il est Docteur en Médecine en 1853. *Privatdozent* en obstétrique en 1856, professeur associé en 1857, il est professeur d'obstétrique à la *Josephs-Akademie* [6] en 1862 et, en 1873, professeur titulaire de la Deuxième Chaire d'Obstétrique et Gynécologie de l'Université de Vienne. Il est doyen de la Faculté de Médecine en 1883-1884. Son frère, **Carl BRAUN**, *Ritter* von Fernwald (1822-1891), est lui aussi professeur d'obstétrique et gynécologie à Vienne : il est l'accoucheur de l'Archiduchesse Stéphanie, épouse de l'Archiduc Rodolphe, pour la naissance en 1883 de leur fille Elisabeth-Marie.

BRÜCKE Ernst, Wilhelm (1819-1892). Né à Berlin. Après des études à Heidelberg et à Berlin, il est Docteur en Médecine en 1842. *Privatdozent* en physiologie à Berlin, il est professeur de physiologie à Königsberg en 1848. Nommé à Vienne en 1849, il devient, par ses recherches et son enseignement, le maître-fondateur de l'école viennoise de physiologie. En 1873, il est anobli en Ernst, Wilhelm, *Ritter* von Brücke. Sigmund

Freud travailla dans son laboratoire entre 1876 et 1882, et lui porta toujours une grande admiration. Brücke aida Freud à obtenir la bourse d'étude qui lui permit, d'octobre 1885 à février 1886, de suivre, à Paris, l'enseignement de Charcot.

CARREL Alexis (1873-1944). Né Marie, joseph, Auguste Carrel-Billiard, à Sainte-Foy-lès-Lyon. Le père, Alexis Carrel-Billiard, industriel du textile, meurt en 1878. En hommage à ce père tôt disparu, le fils prendra ultérieurement son prénom[7]. Il fait ses études à Lyon, est Docteur en Médecine en 1900. Il s'oriente, dès son internat, vers la chirurgie vasculaire et acquiert une extraordinaire dextérité pour les sutures et réparations vasculaires. Il quitte la France en 1904. A Chicago, il est assistant dans le laboratoire de physiologie de l'Université et perfectionne ses techniques de chirurgie vasculaire. En 1906, à l'initiative de Flexner, il est nommé membre de l'institut Rockefeller, où il poursuit ses recherches de chirurgie vasculaire et développe des techniques de culture de tissus. En 1912, le Nobel de Physiologie ou Médecine lui est attribué « en reconnaissance de ses travaux concernant la suture des vaisseaux et la transplantation de vaisseaux et d'organes ». Carrel est en France à la déclaration de guerre de l'été 1914. Il est mobilisé comme médecin ; avec le chimiste anglais Henry Dakin, ils développent la méthode, dite de Carrel-Dakin, d'irrigation des plaies par une solution d'hypochlorite de sodium (solution de Dakin). En 1919, il revient à l'institut Rockefeller et se consacre, avec des succès divers, à l'étude des cancers et à la mise au point, avec l'aide de Charles Lindbergh, d'un coeur artificiel. Il quitte l'institut en 1939. En 1941, après son retour en France, il accepte la proposition du gouvernement Pétain de diriger une « Fondation française pour l'étude des problèmes humains ». A la libération de Paris en 1944, la Fondation est fermée, Carrel suspendu de ses fonctions et accusé de sympathies nazies. Opportunément, après plusieurs infarctus, il meurt d'insuffisance cardiaque en novembre 1944.

CHASE Merrill, Wallace (1905-2004). Né à Providence, Rhode Island. Il fait des études de biologie à l'Université Brown, de Providence, jusqu'à son doctorat (Ph.D.) en 1931.

En 1932, il entre à l'institut Rockefeller comme assistant de Landsteiner. Il est nommé membre associé en 1943, chef de laboratoire en 1956, professeur d'immunologie en 1965. Par ses travaux, il contribue à la mise en évidence des mécanismes de l'immunité cellulaire (« Avant Chase il n'y avait que l'immunité humorale ; après lui, il y eut l'immunité humorale et l'immunité cellulaire »).

DECASTELLO-RECHTWEHR Alfred (1872-1960) (figure 9). Né à Vienne, où il fait ses études. Il est Docteur en Médecine en 1896 et commence sa carrière avec Edmund Neusser* à la Deuxième Clinique Médicale de l'Université de Vienne. En collaboration avec Adriano Sturli*, il reprend, sur une plus grande population, les expériences de Landsteiner sur l'agglutination des hématies humaines : ce travail conduira à la définition du groupe AB. En 1908, il quitte Vienne pour Innsbruck, devient *Privatdozent* en médecine interne en 1909. Il revient à Vienne en 1911, comme assistant de Neusser. En 1917, il est chef du service de médecine du *Kaiser Franz-Josefs Spital*. Il est professeur titulaire en 1922. Son oeuvre est principalement consacrée aux maladies infectieuses et à l'hématologie [8] ; il est l'auteur d'un des premiers ouvrages de cytologie hématologique (*Untersuchungen über die Struktur der Blutzellen*, 1911).

DONATH Julius (1870-1950). Né à Vienne. Il étudie à Vienne où il est Docteur en Médecine en 1895. De 1898 à 1907, il est assistant à la Première Clinique Médicale de l'Université, dirigée jusqu'en 1905 par Hermann Nothnagel*. *Privatdozent* en médecine interne en 1905, il est nommé en 1910 médecin-chef d'un hôpital viennois (*Krankenhaus der wiener Kaufmannschaft*). En 1927, il est professeur titulaire de médecine interne. Etant juif, il est chassé de l'Université et de son poste hospitalier en 1938 ; il survit précairement comme médecin de l'hôpital de la communauté juive de Vienne. En 1945, il est rétabli dans ses droits et fonctions. Son nom reste attaché à la description, avec Landsteiner en 1904, de l'hémoglobinurie paroxystique « *a frigore* » (maladie de Donath-Landsteiner).

DUJARRIC de la RIVIERE René (1885-1969). René Dujarric, dit « de la Rivière », nait à Excideuil (Dordogne). Il étudie la médecine à Bordeaux, Lyon et Paris où il est Docteur en Médecine en 1913. Dès 1912, il est attaché de laboratoire à l'institut Pasteur. A l'occasion de l'épidémie de grippe espagnole, il montre, en 1918, que la maladie est due à un virus filtrable. Dans son service de l'institut Pasteur, il crée en 1927 un « Centre d'Etude des Groupes Sanguins » [9] où sont menées diverses recherches, sur les propriétés physico-chimiques des agglutinogènes des hématies humaines et sur les « groupes sanguins » de divers animaux domestiques (chiens, chevaux, bovins, ovins). De 1940 à 1945 il est secrétaire général de l'institut Pasteur, puis sous-directeur de 1945 à 1958. C'est dans son laboratoire qu'est isolée, en 1948, la première souche française de virus grippal.

DUNGERN Emil von (1867-1961). Né à Würzburg. Il étudie à Munich et à Berlin, est Docteur en Médecine à Munich en 1892. Il devient assistant puis, en 1902, professeur associé de bactériologie et d'hygiène à l'institut d'hygiène de Freiburg-im-Brisgau. De 1906 à 1913, il dirige le laboratoire de biologie de l'institut du cancer de Heidelberg. De 1913 à 1918, il est directeur de l'institut du cancer de Hambourg. Ses travaux sur les groupes sanguins, en collaboration avec son élève Ludwik Hirszfeld* entre 1907 et 1911 à Heidelberg, ont considérablement enrichi la découverte princeps de Landsteiner : organisation en quatre groupes (A, B, O, AB) avec substitution du groupe O au groupe C de Landsteiner, confirmation de la transmission héréditaire de ces groupes.

DURHAM Herbert, Edward (1866-1945). Né à Londres, fils d'un chirurgien du *Guy's Hospital*. Il étudie d'abord les sciences naturelles, à Londres et Cambridge (*King's College*). Il est Docteur en Médecine en 1892. En 1894-1895, il est à Vienne, à l'institut d'hygiène ; avec Max Gruber*, ils travaillent à l'application *in vitro* du « phénomène de Pfeiffer » et définissent la notion d'« agglutination spécifique » des bactéries par un sérum immun. En 1897, il met au point son tube à fermentation (tube de Durham) pour la détection des émissions gazeuses dans les cultures microbiennes [10]. En 1900 il est au Brésil, à la tête d'une expédition scientifique de la *Liverpool School of Tropical Medicine* consacrée à l'étude de la fièvre jaune. En 1905 il quitte la recherche médicale, pour l'industrie alimentaire où il se consacre aux problèmes de fermentation (liés, particulièrement, à la production de cidre !). Il prend sa retraite en 1935 et se retire à Cambridge.

EHRLICH Paul (1854-1915). Né dans une famille juive, à Strehlen en Silésie (actuellement Strzelin en Pologne, près de Wroclaw). Il étudie à Breslau (Wroclaw), Strasbourg, Freiburg et Leipzig où il est Docteur en Médecine en 1878, avec une thèse sur l'utilisation des colorants chimiques dans l'étude des tissus. Dès 1878, il est assistant à l'hôpital de la Charité, dans la Deuxième Clinique Médicale de l'Université de Berlin. Il y poursuit ses recherches sur les colorants dans l'étude des cellules et des tissus. Il perfectionne les méthodes de coloration des bactéries et, en particulier, du bacille tuberculeux découvert par Robert Koch en 1882. Il est nommé professeur adjoint en 1890 et, en 1891, rejoint Koch à l'institut des maladies infectieuses nouvellement créé, où il travaille avec Emil Behring* à la mise au point d'un sérum anti-diphtérique. C'est alors qu'il élabore sa théorie immunologique dite « des chaînes latérales » (*Seitenkettentheorie*). En 1896, il est nommé directeur de l'«*Institut für Serumforschung und Serumprüfung* » créé à Steglitz, dans la banlieue berlinoise. En 1899, il s'installe à Francfort comme directeur de l'« *Institut für experimentale Therapie* », où il étudie les propriétés thérapeutiques de nombreux composés chimiques : en 1904, il fait la découverte du « rouge trypan », actif sur le trypanosome de la maladie du sommeil ; en 1910, il montre l'efficacité du « salvarsan » (arsphenamine) dans le traitement de la syphilis. En 1908, il est, avec Ilya Metchnikoff de l'institut Pasteur, lauréat du Nobel de Physiologie ou Médecine pour ses travaux sur l'immunité. Amateur d'aphorismes, Ehrlich aimait à dire que toute recherche dépendait de « *4G : Geduld, Geschick, Glück und Geld* » (patience, habileté, chance, argent). Très affecté par le début de la guerre en 1914, il meurt l'année suivante, à 61 ans.

ERDHEIM Jakob (1874-1937). Né à Boryslaw en Galicie (actuellement en Ukraine). Il étudie à Vienne, est Docteur en Médecine en 1900. Il est assistant de Weichselbaum à l'institut d'anatomo-pathologie, *Privatdozent* en anatomo-pathologie en 1913, professeur adjoint en 1916, professeur titulaire en 1924[11]. Parallèlement, il est prosecteur dans divers hôpitaux viennois (*Sankt Anna Kinderspital* ; *Krankenhaus Lainz*), jusqu'à sa mort. C'est lui qui porta le diagnostic histologique de carcinome du palais lors de la première opération de Sigmund Freud en avril 1923. Ses recherches concernent principalement l'hypophyse et l'ostéo-pathologie. Son nom reste attaché au craniopharyngiome (tumeur d'Erdheim) et à une maladie histiocytaire rare (maladie d'Erdheim-Chester).

ESCHERICH Theodor (1857-1911). Né à Ansbach en Franconie, près de Nuremberg. Il étudie à Strasbourg, Würzburg, Berlin et Munich, où il est Docteur en Médecine en 1881. Assistant à la Clinique de Pédiatrie de l'Université de Munich en 1884, il est *Privatdozent* en pédiatrie en 1886. Il s'intéresse à la bactériologie, convaincu de son importance dans de nombreuses maladies infantiles. Dans la période 1884-1886, il étudie la flore bactérienne intestinale de l'enfant, mettant en évidence *Bacterium coli commune*, maintenant connu sous le nom d'*Escherichia coli*. Il est nommé professeur de pédiatrie à Graz (professeur adjoint en 1890, titulaire en 1894). En 1902, il est professeur à Vienne, titulaire de la chaire de pédiatrie de l'Université. Il fait de son service au *Sankt Anna Kinderspital* un des plus modernes et prestigieux centres pédiatriques d'Europe. Il s'investit aussi dans la pédiatrie sociale, fondant avec le parrainage de l'Empereur, une Société de Protection de l'Enfance (*Verein « Saüglingsschutz »*).

EXNER Sigmund (1846-1926). Né à Vienne où il fait ses études (sauf l'année universitaire 1868-1869, passée à Heidelberg), il est Docteur en Médecine en 1870. Il se consacre à la physiologie, comme *Privatdozent* en 1871, professeur adjoint en 1875, professeur titulaire en 1891. Il succède à Ernst von Brücke* à la direction de l'institut de physiologie. Ses travaux portent essentiellement sur la neurophysiologie:

physiologie du cortex cérébral, de la rétine et du nerf optique, de l'audition, de l'odorat, physiologie des organes sexuels. En 1917, il est anobli sous le nom de Sigmund Exner, *Ritter* von Ewarten.

FINGER Ernst (1856-1939). Né à Prague, il étudie à Prague, puis à Vienne où il est Docteur en Médecine en 1877. Il fait toute sa carrière à Vienne, en dermato-vénérologie : *Privatdozent* en 1881, professeur adjoint en 1902, professeur titulaire en 1904, directeur de la Deuxième Clinique de Dermatologie et Vénérologie de l'Université jusqu'en 1927. En collaboration avec Landsteiner, il met en évidence la contagiosité des gommes syphilitiques et la transmissibilité de la syphilis par inoculation au singe. Son traité de vénérologie (*Die Syphilis und die venerischen Krankheiten*, 1886) eut plusieurs éditions et fut traduit en plusieurs langues.

FISCHER Hermann, Emil (1852-1919). Né à Euskirchen, près de Bonn. Il étudie la chimie aux Universités de Bonn, puis de Strasbourg où il est Docteur en Chimie en 1874 (c'est à Strasbourg qu'il découvre la phenylhydrazine). En 1875, il suit son maître Adolf von Baeyer à Munich, où il est *Privatdozent* en 1878 et professeur associé de chimie en 1879. Il est professeur titulaire à Erlangen en 1881, à Würzburg en 1888, enfin à Berlin en 1892. Il étudie et synthétise la caféine et la théobromine, principes actifs du thé, du café et du cacao. Ses travaux sur les purines et la structure isomérique des sucres lui valent le Nobel de Chimie en 1902. Avec Josef von Mering, il réalise, en 1902, la synthèse d'un des premiers sédatifs, l'acide diethylbarbiturique (« *Veronal* »). Très affecté par la mort de son épouse, puis de deux de ses trois fils, dont l'un est tué à la guerre de 1914-1918, Fischer se suicide à l'âge de 66 ans.

FLEISCHL von MARXOW Ernst (1846-1891). Issu d'une riche famille juive (son père, le banquier Carl Fleischl, est anobli en 1875), il est né à Vienne où il fait ses études. Il est Docteur en Médecine en 1870. D'abord assistant d'anatomo-pathologie auprès de Rokitansky, il devient assistant de Ernst Brücke* en 1873 et se consacre dès lors à la physiologie. Il est professeur associé de physiologie en 1880. Il s'intéresse à l'électrophysiologie neuro-musculaire et pose les bases théoriques et expérimentales de l'électroencéphalographie. Il fait aussi des recherches novatrices sur la physiologie de la rétine et la perception des couleurs. Les terribles douleurs d'un névrome d'amputation du pouce, conséquence d'un accident d'autopsie lors de son assistanat chez Rokitansky, le plongent dans une grave dépendance à la morphine et à la cocaïne [12]. La mort, à l'âge de 45 ans, le délivre de ces tourments.

FLEXNER Simon (1863-1946). Né à Louisville, Kentucky, de parents juifs arrivés en Amérique dans les années 1850 [13] (son père Moritz Flexner est originaire de Bohème, sa mère, née Esther Abraham, de la région de Saarlouis). Après une scolarité médiocre et décousue, le jeune Simon entre en apprentissage chez un pharmacien de Louisville, qui l'incite à suivre les cours de l'école de pharmacie de la ville. Flexner devient donc pharmacien, travaille dans la pharmacie de son frère aîné Jakob, où il se passionne pour l'utilisation du microscope. Il entreprend des études de médecine, est Docteur en Médecine de l'Université de Louisville en 1889. En 1890, il commence une formation en anatomo-pathologie et bactériologie auprès de William Henry Welch (1850-1934) à l'Université Johns Hopkins de Baltimore. Il est professeur adjoint, assistant de Welch, en 1892. En 1893, il entreprend un voyage d'étude en Europe : il passe quelques mois à Strasbourg dans le service d'anatomo-pathologie de Friedrich von Recklinghausen, puis à Prague dans celui de Hans Chiari. Il est professeur titulaire d'anatomo-pathologie en 1898. En 1899, lors d'une mission scientifique aux Philippines, il identifie l'agent d'une forme de dysenterie bactérienne, nommé ultérieurement *Shigella flexneri* (bacille de Flexner). En 1899, il quitte l'Université Johns Hopkins pour un poste de professeur d'anatomo-pathologie à l'Université de Pennsylvanie à Philadelphie. En 1901, est fondé à New York le *Rockefeller Institute for Medical Research* ; Flexner y est membre du conseil des directeurs scientifiques. En 1903, il quitte son poste à Philadelphie pour devenir le premier Directeur de l'institut Rockefeller, position qu'il occupe jusqu'à sa retraite en 1935.

FURTH Jacob (1896-1979). Né à Miskolcz en Hongrie. Ses études de médecine sont interrompues par la guerre de 1914. Capturé par les troupes russes, il est prisonnier en Russie pendant trois ans. Docteur en Médecine à Prague en 1921, il s'oriente vers la bactériologie. Il émigre aux Etats-Unis en 1924, à Philadelphie, où il travaille au *Henry Phipps Institute.* De 1926 à 1928, à l'institut Rockefeller, il est assistant de Landsteiner. Mais les travaux que ce dernier lui confie n'aboutissent pas et, en outre, Furth supporte mal son autoritarisme. De leur collaboration, il dira: « *Lansteiner was a genius! And a slave-driver!* ». En 1928, il retourne au *Henry Phipps Institute.* De 1932 à 1947, il est professeur associé, puis professeur titulaire d'anatomo-pathologie au *Cornell Medical College* à New York. Il occupe ensuite divers postes, à Dallas, Boston puis New York, où il est professeur à l'Université Columbia. Ses travaux portent sur les processus de leucémogenèse et, plus généralement, de carcinogenèse expérimentale. Il prend sa retraite en 1966.

GASSER Herbert, Spencer (1888-1963). Né à Platteville, Wisconsin, où son père, originaire du Tyrol, est médecin. Il étudie la physiologie et la chimie à l'Université du Wisconsin, puis entre à l'école de médecine de l'Université Johns Hopkins de Baltimore ; il est Docteur en Médecine en 1915. En 1916, il rejoint Joseph Erlanger, professeur de physiologie à l'école de médecine de l'Université Washington à Saint-Louis : ensemble, ils entreprennent leurs recherches sur l'électrophysiologie nerveuse qui leur vaudront le Nobel de Physiologie ou Médecine en 1944. De 1921 à 1931, il est professeur de pharmacologie à l'école de médecine de l'Université Washington. Il fait, en 1923-1925, un long séjour scientifique en Europe, dans divers laboratoires de physiologie en Angleterre, en Allemagne et, en France, auprès de Louis Lapicque (professeur de physiologie à la faculté des sciences de Paris, célèbre pour ses travaux sur l'excitation nerveuse des muscles et la notion de chronaxie). De 1931 à 1935, il est professeur à *Cornell Medical College* à New York. En 1935, il succède à Flexner comme directeur de l'institut Rockefeller, jusqu'à sa retraite en 1953.

GHON Anton (1866-1936). Né à Villach en Carinthie. Il étudie à Graz, où il est Docteur en Médecine en 1890. Après une formation post-doctorale en dermatologie à Vienne, il est, en 1894, assistant de Weichselbaum à l'institut d'anatomo-pathologie. En 1897, il est à Bombay avec la mission de l'Académie autrichienne pour l'étude de la peste. Il est *Privatdozent* en anatomo-pathologie en 1899, professeur associé à Vienne en 1902, professeur titulaire d'anatomo-pathologie à Prague en 1910. Il reste connu pour ses travaux sur la tuberculose : il décrit le « complexe primaire », association du foyer de primo-infection tuberculeuse et d'un ganglion satellite, naguère parfois appelé « complexe de Ghon ». Il écrit un des premiers ouvrages sur la tuberculose pulmonaire de l'enfant (*Der primäre Lungenherd bei der Tuberkulose der Kinder*, 1912).

GRUBER Maximilian (dit Max) (1853-1927). Né à Vienne où son père est médecin, otologiste célèbre. Après des études à Vienne, il est Docteur en Médecine en 1876. Il suit alors une longue formation post-doctorale en chimie, physiologie et hygiène à Vienne, Munich et Leipzig. En 1882, il est *Privatdozent* en hygiène à Vienne, de 1884 à 1891 professeur d'hygiène à Graz (professeur adjoint, puis, en 1887, professeur titulaire). De 1891 à 1902, il est professeur à Vienne, directeur de l'institut d'hygiène. Il quitte alors Vienne pour Munich où il est professeur et directeur de l'institut d'hygiène jusqu'à sa retraite en 1923. C'est en Bavière, en 1908, qu'il est anobli, à titre personnel, sous le nom de Maximilian, *Ritter* von Gruber. Reprenant l'étude du phénomène de Pfeiffer, Gruber et son élève, l'anglais Herbert Edward Durham*, en proposent, en 1896, une adaptation à but diagnostique : ils montrent que des bactéries cultivées *in vitro* subissent une agglutination en présence de sérum d'un patient infecté par cette bactérie. C'est le principe du séro-diagnostic de Gruber-Widal, utilisé pour la typhoïde. A Munich, Gruber se consacre de plus en plus aux problèmes d'hygiène sociale ; il publie un livre novateur sur la vie sexuelle (*Hygiene des Geschlechtsleben*, 1903) qui aura de nombreuses éditions et traductions. De 1924 à sa mort, il est président de l'Académie Bavaroise des Sciences ; il dérive vers une « hygiène raciale » empreinte de pangermanisme et observe avec bienveillance l'essor du mouvement hitlérien. Il meurt à Berchtesgaden.

HALBAN Josef (1870-1937). Né à Vienne où il étudie, il est Docteur en Médecine en 1894. Il commence sa formation post-doctorale chez Eduard Albert* à la Première Clinique Chirurgicale de l'Université. Il entreprend alors un voyage d'étude à Paris, auprès de l'urologue Félix Guyon, du chirurgien Jules-Emile Péan et d'Ilya Metchnikoff à l'institut Pasteur. En 1898, il est assistant à la Première Clinique Obstétricale dirigée par Friedrich Schauta (1849-1919). Il est *Privatdozent* en gynécologie et obstétrique en 1903, professeur associé en 1909. En 1910, il est nommé chef du service de gynécologie et obstétrique du *Wiedner Krankenhaus* à Vienne. Il est anobli en 1917 (Josef, *Ritter* von Halban). Très intéressé par les aspects biologiques de la grossesse, il est l'un des premiers à étudier les fonctions de sécrétions hormonales de l'ovaire et du placenta.

HANTZSCH Arthur, Rudolf (1857-1935). Né à Dresde, il étudie la chimie à la *Technische Hochschule* de Dresde puis aux Universités de Würzburg, Berlin et Leipzig. Il est Docteur en Chimie en 1880 à Würzburg, *Privatdozent* en 1883 à Leipzig. En 1885, il est nommé professeur de chimie à l'Institut Fédéral Polytechnique de Zurich, puis, en 1893, professeur à Würzburg où il remplace Emil Fischer*, et enfin professeur à Leipzig, de 1903 à 1927. Son nom reste attaché à la synthèse de la pyridine (« synthèse de Hantzsch »).

HEIDELBERGER Michael (1888-1991). Né à New York de parents d'origine allemande, il est éduqué à domicile par sa mère jusqu'à l'âge de douze ans. Il étudie à l'Université Columbia et, en 1911, est Docteur en Chimie organique. Il suit alors une formation post-doctorale à l'Institut Fédéral Polytechnique de Zurich auprès de Richard Willstäter (Prix Nobel de Chimie en 1915 pour ses travaux sur la chlorophylle). En 1912, il entre à l'institut Rockefeller, dans le laboratoire de chimie de Walter Jacobs où il reste jusqu'en 1921, contribuant à la découverte du tryparsamide, composé arsenical actif contre le trypanosome de la maladie du sommeil. Il travaille avec Donald van Slyke à la préparation de solutions pures d'hémoglobine (1921-1923). En 1923, il entreprend avec Oswald Avery des recherches sur la structure biochimique des antigènes bactériens et des anticorps, qui vont faire de lui un des fondateurs de l'immunochimie [14]. Il quitte l'institut Rockefeller en 1927, pour le laboratoire de chimie biologique du *Mount Sinai Hospital* de New York. En 1928, il entre à l'Université Columbia, devient professeur associé de chimie biologique en 1929, puis professeur titulaire d'immunochimie en 1948.

HIRSZFELD Ludwik (1884-1954). Né à Varsovie, il étudie à Würzburg et à Berlin où il est Docteur en Médecine en 1907. De 1907 à 1911, il travaille avec Emil von Dungern* à l'institut du cancer de Heidelberg. De 1911 à 1914, il est assistant à l'institut d'hygiène de Zurich. De 1915 à 1920, il est médecin dans l'armée serbe, dont il organise le laboratoire central de bactériologie ; il découvre la bactérie *Salmonella paratyphi C*, encore appelée *Salmonella hirszfeldi*. C'est à cette époque, avec son épouse Hanna, qu'il fait les premières études de répartition ethnique des groupes sanguins. En 1920, il crée à Varsovie un institut de sérothérapie, sur le modèle de l'*Institut für experimentale Therapie* d'Ehrlich à Francfort. Il devient directeur scientifique de l'institut d'hygiène et, en 1931, professeur titulaire à la faculté de médecine de Varsovie. Après l'occupation de la Pologne par l'armée allemande, Hirszfeld, qui est juif, est démis de ses fonctions. De 1941 à 1943, il est dans le ghetto de Varsovie, où il oeuvre à la lutte contre les épidémies et organise un enseignement médical clandestin[15]. En 1944, il participe à la réouverture de la première Université polonaise d'après-guerre, à Lublin. En 1945, il est professeur de microbiologie à Wroclaw, doyen de la faculté de médecine et directeur de l'institut d'hygiène où il enseigne jusqu'à sa mort.

HOFFMANN Erich (1868-1959). Né à Witmitz en Poméranie. Il étudie la médecine à l'Académie Militaire de Berlin ; il est Docteur en Médecine en 1892. En 1903, il quitte l'armée, devient *Privatdozent* en dermato-syphilologie et travaille à la

Clinique Dermatologique de l'hôpital de la Charité à Berlin. C'est là, en 1905, qu'il fournit à Fritz Schaudinn* le prélèvement qui permit de découvrir l'agent de la syphilis. Il est professeur de dermatologie à Halle en 1908, puis à Bonn en 1910, où il est titulaire de la Chaire de dermatologie en 1918 jusqu'à sa retraite en 1934.

HOFMANN Eduard (1837-1897). Né à Prague où son père est médecin. Il étudie à Prague où il est Docteur en Médecine en 1861, assistant, *Privatdozent* en médecine légale en 1865. Il est nommé professeur titulaire de médecine légale, à Innsbrück en 1869, puis à Vienne en 1875. Son traité de médecine légale (*Lehrbuch der gerichtlichen Medicin*, 1878) eut de nombreuses éditions et traductions. Il est anobli en 1884 (Eduard, *Ritter* von Hofmann). En 1889, il participe à l'autopsie et à la rédaction du rapport d'autopsie de l'Archiduc Rodolphe, mort à Mayerling.

JACOBS John, Lesh (1904-1998). Né à Newton, Massachusetts. Etudiant à *Harvard Medical School*, il est Docteur en Médecine en 1929, puis assistant de Hans Zinsser au département de bactériologie. Il quitte *Harvard Medical School* pour l'institut Rockefeller où, de 1931 à 1936, il est assistant de Landsteiner. De 1936 à 1941, il est professeur de bactériologie et immunologie à l'école de médecine de l'Université Tufts à Boston. En 1941, il est nommé professeur à Atlanta où il se consacre à l'étude des maladies allergiques (il était lui-même asthmatique).

JANSKY Jan (1873-1921). Né à Prague, où il étudie, il est Docteur en Médecine en 1898. Il s'oriente vers la neurologie et la psychiatrie. Il est directeur d'un établissement psychiatrique de Prague lorsqu'il publie, en 1907, sa classification des groupes sanguins. Curieusement, l'objectif initial de ce travail n'était pas sérologique : il s'agissait, pour Jansky, de mettre en évidence d'éventuelles anomalies dans les propriétés agglutinantes du sérum et des hématies de patients atteints de maladies neuro-psychiques diverses.

KAHLER Otto (1849-1893) (figure 5). Né à Prague où son père est médecin. Docteur en Médecine en 1871 à Prague, il se consacre à la médecine interne. Il fait un séjour post-doctoral à Paris, auprès de Charcot et de Duchenne de Boulogne, où il s'intéresse à la neurologie. Revenu à Prague, il est *Privatdozent* en médecine interne en 1878, professeur adjoint en 1882, professeur titulaire en 1886. Il publie dans la revue *Prager medizinische Wochenschrift*, en 1888, la première description complète de la syringomyélie, en 1889, la première description complète du myélome multiple (maladie de Kahler). Au printemps 1889, il est nommé à Vienne où il succède à Heinrich von Bamberger* comme directeur de la Deuxième Clinique Médicale de l'Université. A l'été 1889, un carcinome de la langue se déclare, Kahler est opéré, réopéré en 1890 par Theodor Billroth* lui-même. Il meurt en janvier 1893, à 44 ans.

KOLISKO Alexander (1857-1918). Né à Vienne. En 1881, il est Docteur en Médecine de l'Université de Vienne où il fait toute sa carrière, en anatomo-pathologie. D'abord assistant de Hanns Kundrat*, il est *Privatdozent* en 1888, professeur adjoint d'anatomo-pathologie en 1892. En 1898, il est nommé professeur titulaire, directeur de l'institut de médecine légale. En 1916, il revient à l'anatomo-pathologie, succédant à Weichselbaum à la direction de l'institut d'anatomo-pathologie. C'est à Kolisko que revint l'honneur macabre d'assurer la conservation du corps de l'Empereur François-Joseph, de son décès le 21 novembre 1916 aux funérailles du 30 novembre.

KUNDRAT Johann (Hanns) (1845-1893). Né à Vienne où il fait ses études, il est Docteur en Médecine en 1868. D'abord assistant de Rokitansky, il est *Privatdozent* en anatomo-pathologie en 1873. Il est nommé professeur d'anatomo-pathologie à Graz (professeur associé en 1875, titulaire en 1877). En 1882, il revient à Vienne, professeur titulaire et directeur de l'institut d'anatomo-pathologie jusqu'à sa mort. Parmi de très nombreux travaux, il étudie les tumeurs primitives des tissus lymphatiques (longtemps connues sous le nom de « lymphosarcome » ou « maladie de Kundrat »).

LAMPL Hans (1889-1958). Né à Vienne où il fait ses études, il est Docteur en Médecine en 1914. C'est un camarade de lycée et ami de Martin, le fils aîné de Sigmund Freud. C'est ce dernier, semble-t-il, qui lui conseille de s'orienter vers l'anatomo-pathologie ; ce que fait Lampl qui, dès 1914, est un collaborateur de Landsteiner à la « prosecture » de l'hôpital Wilhelmine. Il participe à ses travaux sur la structure des antigènes et la relation antigène-anticorps, cosignant plusieurs des « Communications sur les antigènes ». Mais Lampl s'intéresse à la psychanalyse et, en 1921, quitte l'hôpital Wilhelmine pour cette nouvelle carrière. Il suit une psychanalyse à Berlin, où il exerce comme psychanalyste jusqu'à l'arrivée au pouvoir d'Hitler en 1933 ; il quitte alors Berlin pour Vienne, puis Amsterdam en 1938. Au début des années 1920, il aurait eu une brève liaison avec Anna, la fille cadette de Freud. En 1925, Lampl épouse, à Berlin, Jeanne de Groot, psychanalyste hollandaise, analysée par Freud.

LANGER Carl (1819-1887). Né à Vienne, il étudie à Prague et à Vienne où il est Docteur en Médecine en 1842. Dans sa thèse, sur la structure des fibres nerveuses, il donne la première description de la gaine de myéline. Il est d'abord assistant de Josef Hyrtl à l'institut d'anatomie, puis professeur de zoologie à Pest, professeur d'anatomie à la *Josephs-Akademie* [6] en 1856 et, en 1870, professeur titulaire d'anatomie à l'Université de Vienne. Doyen de la faculté de médecine de 1871 à 1874, il est anobli en 1884 (Carl Langer, *Ritter* von Edenberg). Il compte, parmi ses élèves, les anatomistes Carl Toldt* et Emil Zuckerkandl (1849-1910).

LEVADITI Constantin (1874-1953). Né en Roumanie, à Galati sur le Danube ; son père, Spyridon Livaditis, est d'origine grecque [16]. Orphelin dès l'âge de huit ans, il est élevé par ses tantes. Il étudie la médecine à Bucarest et travaille avec Victor Babes (1854-1936) à l'institut de bactériologie ; il est diplômé en 1898. De 1898 à 1902, il complète sa formation à Paris (Hôtel-Dieu et Collège de France), à l'*Institut für experimentale Therapie* de Francfort avec Paul Ehrlich*, enfin à l'institut Pasteur, comme préparateur d'Ilya Metchnikoff. En

1902, il est Docteur en Médecine de l'Université de Paris et obtient la nationalité française en 1908. Il travaille à l'institut Pasteur jusqu'à sa retraite en 1940, chef de laboratoire en 1910, professeur et chef de service en 1926. En 1928, il est élu à l'Académie de Médecine. En 1932, il devient, en outre, directeur scientifique de l'institut Alfred Fournier. L'oeuvre scientifique de Levaditi se repartit selon trois axes : la syphilis (il est un des premiers à préconiser la bismuthothérapie), les infections virales (avec Landsteiner, ils apportent la preuve de la transmissibilité, d'un singe à un autre, du virus de la poliomyélite), la chimiothérapie anti-bactérienne (avec de nombreux travaux sur l'action des sulfamides, puis des antibiotiques).

LEVENE Phoebus, Aaron (1869-1940). Né à Sagor en Russie (actuellement en Lituanie), dans une famille juive qui s'installe peu après à Saint-Pétersbourg. Il étudie la médecine à l'Académie Militaire Impériale de Saint-Pétersbourg où son professeur de chimie est alors Alexandre Borodine, maintenant plus connu comme compositeur ! Il est Docteur en Médecine en 1891, émigre aux Etats-Unis en 1892. Il exerce comme médecin praticien à New York, tout en continuant sa formation en chimie biologique à l'Université Columbia. Flexner, convaincu de l'importance de la biochimie, l'engage à l'institut Rockefeller en 1905 : Levene est d'abord assistant, puis membre titulaire, de 1907 à sa retraite en 1939. Son oeuvre de biochimiste est immense : découverte du ribose en 1909 (puis du désoxyribose), recherches sur les acides nucléiques, les vitamines du groupe B, les glycoprotéines, les haptènes.

LEVINE Philip (1900-1987) (figure 19). Né à Kletsk en Russie (actuellement en Biélorussie, près de Minsk), il émigre aux Etats-Unis en 1908, avec sa famille chassée par l'antisémitisme. Il étudie à New York au *Cornell Medical College*, est Docteur en Médecine en 1923. De 1925 à 1932, il est assistant puis membre associé à l'institut Rockefeller, dans le laboratoire de Landsteiner. De 1932 à 1935, il est instructeur en bactériologie à l'école de médecine de l'Université du Wisconsin. De 1935 à 1944, il est bactériologiste et sérologiste dans le laboratoire du *Beth Israel Hospital* de Newark, New Jersey : c'est dans cette période qu'il a un rôle capital dans la découverte du facteur rhésus. En 1944, il est nommé directeur du laboratoire de la *Ortho Research Foundation* à Raritan, New Jersey, jusqu'à sa retraite en 1965. Il garde une activité de chercheur émérite jusqu'en 1985.

LOEB Jacques (1859-1924). Né Isaac Loeb, à Mayen en Rhénanie (près de Coblence). Très attiré par la philosophie, il fait pourtant des études médicales, à Berlin, à Munich, puis à Strasbourg où il est Docteur en Médecine en 1884. Assistant de physiologie à Würzburg (1886-1888) puis à Strasbourg (1888-1889), il émigre aux Etats-Unis en 1891. En 1892, il est professeur adjoint de physiologie et biologie expérimentale à l'Université de Chicago récemment fondée (1890) ; il est professeur titulaire en 1899. En 1902, il quitte Chicago pour le poste de professeur de physiologie à l'Université de Californie à Berkeley. De 1910 à sa mort, il est membre de l'institut Rockefeller. L'oeuvre scientifique de Loeb est immense : elle porte principalement sur la parthénogenèse et les déterminismes physico-chimiques des comportements animaux. Très admirée du vivant de son auteur, elle est maintenant bien oubliée.

LORENZ Adolf (1854-1946). Né à Weidenau en Silésie autrichienne (actuellement Vidnava, en Tchéquie), il étudie à Vienne où il est Docteur en Médecine en 1880. Se destinant à la chirurgie, il est assistant d'Eduard Albert*. *Privatdozent* en 1884, il s'oriente vers la chirurgie orthopédique. Professeur adjoint en 1889, il est responsable du secteur d'orthopédie de la Première Clinique Chirurgicale de l'Université dirigée par Albert. Il est professeur titulaire en 1920, professeur honoraire en 1924. Il acquiert une renommée internationale par ses méthodes non sanglantes de réduction, redressement, immobilisation, appliquées au traitement de diverses affections osseuses comme la luxation congénitale de hanche, le pied-bot, les scolioses. Il est considéré comme un des fondateurs de l'orthopédie moderne. De 1924 à 1937, accompagné de son fils aîné Albert, lui aussi chirurgien orthopédiste, il va régulièrement à New York pour des consultations et interventions chirurgicales. Son fils cadet, Konrad, est lauréat en 1973 du Nobel de Physiologie ou Médecine pour ses découvertes en éthologie.

LUDWIG Ernst (1842-1915). Né à Freudenthal en Silésie autrichienne (actuellement Bruntal, en Tchéquie). Docteur en Chimie de l'Université de Vienne en 1864, il poursuit sa formation auprès de Robert Bunsen à Heidelberg et d'Adolf von Baeyer à Berlin. En 1874, bien que n'étant pas Docteur en Médecine, il est nommé professeur à la faculté de médecine de Vienne, titulaire de la chaire de chimie médicale nouvellement créée. Le grade de Docteur en Médecine *Honoris Causa* lui est conféré en 1882.

MAUTHNER Julius (1852-1917). Né à Vienne, Docteur en Médecine en 1879, il fait toute sa carrière en chimie médicale à Vienne, comme élève, collaborateur, puis successeur d'Ernst Ludwig* : *Privatdozent* en 1881, professeur associé en 1885, professeur titulaire de chimie médicale en 1913. Ses recherches sont, en grande partie, consacrées à l'étude du cholestérol.

MEYNERT Theodor (1833-1892). Né à Dresde, fils d'un journaliste et d'une chanteuse d'opéra, il étudie à Vienne où il est Docteur en Médecine en 1861. Il se forme à la neuroanatomie dans le laboratoire de Rokitansky, où il est *Privatdozent* en 1865. En 1866, il est prosecteur à l'hôpital psychiatrique de Vienne. Il devient professeur adjoint de psychiatrie en 1870, professeur titulaire en 1873. Par sa formation initiale en neuroanatomie et neuropathologie, Meynert s'efforce toujours de rattacher les maladies psychiatriques à des lésions anatomiques ou histologiques cérébrales, appliquant ce principe dans son traité de psychiatrie (*Psychiatrie. Klinik der Erkrankungen des Vorderhirns begründet auf dessen Bau, Leistung und Ernährung*, 1884). Dans les années 1883-1885, Sigmund Freud travaille auprès de lui, comme étudiant puis assistant.

MILLER Charles, Philip (1894-1985). Né à Oak Park, Illinois, étudiant à Chicago au *Rush Medical College*, il est

Docteur en Médecine en 1919. En 1920, il est assistant de recherche en anatomo-pathologie à l'Université du Michigan puis, de 1920 à 1924, médecin à l'hôpital de l'institut Rockefeller. De 1924 à 1925, il est assistant en bactériologie et anatomo-pathologie dans le laboratoire de Landsteiner, à l'institut Rockefeller. En 1925, il est professeur adjoint de médecine à l'Université de Chicago et, en 1926, fait un stage de recherche à l'institut Robert Koch à Berlin (*Institut für Infektionskrankheiten*). De retour à Chicago, il est professeur associé en 1927, professeur titulaire en 1940 jusqu'à sa retraite en 1960. Très actif dans diverses sociétés savantes, il est, en 1956-1957, président de l'*Association of American Physicians*.

MORGAN Thomas, Hunt (1866-1945). Né à Lexington, Kentucky, il étudie à l'Université du Kentucky puis à l'Université Johns Hopkins de Baltimore, où il obtient, en 1890, un Doctorat en Science (Ph.D.) pour ses recherches sur l'embryologie de l'araignée de mer. En 1891, il est nommé professeur de biologie au *Bryn Mawr College* (Pennsylvanie). De 1904 à 1928, il est professeur de zoologie à l'Université Columbia à New York ; c'est alors qu'il réalise ses recherches sur les mutations de la mouche *Drosophila melanogaster*. L'analyse de ces mutations lui permet d'établir le rôle des gènes, et des chromosomes qui les portent, dans la transmission des caractères héréditaires. Ces travaux lui valent le Nobel de Physiologie ou Médecine en 1933. De 1928 à 1942, Morgan est professeur et directeur du département de biologie au *California Institute of Technology* de Pasadena.

MOSS William, Lorenzo (1876-1957). Né à Athens, Géorgie. Il étudie à l'Université Johns Hopkins de Baltimore, où il est Docteur en Médecine en 1905. Assistant et instructeur en médecine au *Johns Hopkins Hospital*, il se fait connaître par sa classification des groupes sanguins (1910). Il part à Buffalo, au *State Institute for the Study of Malignant Diseases*, puis occupe des postes de professeur adjoint dans les écoles de médecine des Universités Yale et Harvard ; il est professeur adjoint de santé publique à *Harvard Medical School* en 1919 et, en 1926, Vice-doyen de l'école de santé publique. En 1927, lors d'un voyage scientifique dans le Pacifique, il étudie la répartition des groupes sanguins chez les indigènes des îles Fidji, Salomon et de Nouvelle-Guinée. En 1931, il est nommé professeur de médecine préventive à l'école de médecine de l'Université de Géorgie à Augusta, jusqu'à sa retraite en 1934.

MUCHA Viktor (1877-1933). Né à Königgrätz en Bohème (actuellement Hradec Kralové, en Tchéquie). Etudiant à Vienne et à Strasbourg (1901-1902), il est Docteur en Médecine à Vienne en 1904. Il se forme en chimie médicale auprès de Ernst Ludwig*, puis en anatomo-pathologie avec Anton Weichselbaum*. Mais dès 1905, il se consacre à la dermatologie, avec Ernst Finger*, à la Deuxième Clinique de Dermatologie et Vénérologie de l'Université. *Privatdozent* en dermato-syphilologie en 1912, il est professeur associé en 1921, dermato-vénérologue dans divers hôpitaux viennois.

MÜLLER Rudolf (1877-1934). Né à Prague. Il étudie à Prague, Königsberg, Graz et Vienne où il est Docteur en Médecine en 1901. Après une formation post-doctorale en bactériologie avec Anton Weichselbaum* à l'institut d'anatomo-pathologie, il se consacre à la dermatologie auprès de Ernst Finger* dont il est assistant de 1906 à 1918. *Privatdozent* en dermato-vénérologie en 1914, il est nommé en 1918, à l'initiative de Finger, chef du secteur de sérodiagnostic associé à la Clinique de Dermatologie. En 1924, il devient professeur associé de dermato-vénérologie.

NEUSSER Edmund (1852-1912). Né à Swoszowice près de Cracovie (actuellement en Pologne), il étudie à Cracovie et à Vienne, où il est Docteur en Médecine en 1877. Il se destine à la médecine interne, est assistant de Heinrich von Bamberger* à la Deuxième Clinique Médicale de l'Université, *Privatdozent* en médecine interne en 1888. En 1893, il devient professeur titulaire et remplace Otto Kahler* à la tête de la Deuxième Clinique Médicale. C'est un interniste brillant, par ailleurs admirable pianiste, interprète passionné de Chopin. Comme son maître Bamberger, il s'intéresse à la cardiologie, mais aussi à l'endocrinologie (il écrit une des premières monographies sur les maladies surrénaliennes: *Die Erkrankungen der Nebennieren*, 1897) et à l'hématologie (il met en évidence l'éosinophilie de diverses maladies, dont l'asthme). Alfred Decastello* et Adriano Sturli* sont deux jeunes médecins de son service lorsqu'ils publient, en 1902, leur travail sur les groupes sanguins. Neusser est conseiller de l'Empereur pour les questions médicales, et un de ses médecins personnels. Il est anobli en 1905 (Edmund von Neusser).

NIGG Clara (1897-1986). Née à Waco, Nebraska. Elle fait des études de sciences à l'Université du Kansas, conclues par un Doctorat (Ph.D.) en 1929. Elle est instructeur en bactériologie à l'Université du Kansas (de 1923 à 1926, puis de 1927 à 1929) et sérologiste au *Queen's Hospital* à Honolulu, Hawaï, en 1926-1927. De 1929 à 1937, elle est à l'institut Rockefeller, assistante de Landsteiner : ses recherches portent essentiellement sur les rickettsies. De 1937 à 1941, elle est instructeur en bactériologie à l'école de médecine de l'Université du Minnesota. De 1941 à 1951, elle dirige le laboratoire de virologie du *Squibb Institute for Medical Research* à New Brunswick, New Jersey. De 1952 à sa retraite, elle dirige la section de bactériologie du laboratoire de biologie marine de l'Université de Californie à Berkeley.

NOTHNAGEL Hermann (1841-1905). Né dans la province de Brandebourg, à Alt Lietzegöricke (actuellement Stare Lysogorki, en Pologne). Il fait ses études à Berlin, où il est Docteur en Médecine en 1863. Il est d'abord assistant puis *Privatdozent* (1866) en médecine interne à Königsberg. Pendant la guerre de 1870, il est médecin dans divers hôpitaux militaires allemands, notamment à Lunéville et Châlons. En 1872, il est professeur de pharmacologie à Freiburg-im-Brisgau, puis, en 1874, professeur de pathologie spéciale et thérapeutique à Iéna. En 1882, il est nommé Professeur à Vienne, directeur de la Première Clinique Médicale de l'Université jusqu'à sa mort. L'oeuvre de Nothnagel est immense et concerne tous les aspects de la médecine interne. Il est l'auteur d'un des premiers traités de pharmacologie et thérapeutique (*Handbuch der Arzneimittellehre*, 1870). Il eut de très nombreux élèves, parmi lesquels Eugen von Bamberger* et Julius Donath*. On cite encore parfois sa célèbre maxime: « *Nur ein guter Mensch kann ein guter Arzt sein* » (Seul un homme bon peut être un bon médecin).

OBERSTEINER Heinrich (1847-1922). Né à Vienne, fils d'un neuropsychiatre. Il fait ses études à Vienne, où il est Docteur en Médecine en 1870. Encore étudiant, il travaille dans le laboratoire de Ernst Brücke* où il se forme à la neurophysiologie. En 1873, il est *Privatdozent* en physiologie et pathologie du système nerveux, puis professeur dans la même discipline (professeur adjoint en 1880, titulaire en 1898). Il fonde, en 1882, un institut de recherche privé (*Institut für Anatomie und Physiologie des Zentralnervensystems*) qui acquiert une renommée internationale. Obersteiner s'intéresse aux complications nerveuses de la syphilis, à l'hypnose, à l'épilepsie, aux psychoses d'intoxication morphinique. Son traité d'anatomie du système nerveux central (*Anleitung beim Studium des Baues der nervösen Centralorgane im gesunden und kranken Zustande*, 1888), traduit en plusieurs langues, fut longtemps la bible des neuroanatomistes.

OTTENBERG Reuben (1882-1959). Né à New York, il étudie au *College of Physicians and Surgeons* de l'Université Columbia, dont il est Docteur en Médecine en 1905. Après un internat à l'Hôpital Allemand de New York (*Lennox Hill Hospital* depuis 1918), il fait toute sa carrière au *Mount Sinai Hospital*. Il est professeur assistant de médecine à l'Université Columbia. Esprit original et pratique, Ottenberg est d'un naturel modeste, effacé[17]. On lui doit néanmoins plusieurs contributions majeures à la pratique de la transfusion sanguine : il est le premier, en 1907-1908, à faire systématiquement un groupage du donneur et du receveur, ainsi qu'un test de compatibilité (*crossmatching*) entre les sangs du donneur et du receveur. Il évoque, dès 1908, l'hypothèse de la transmission héréditaire des groupes sanguins. En 1911, il établit le principe selon lequel une hémolyse survient lorsque le plasma du receveur possède des « agglutinines » actives contre les hématies de donneur[18]. De ce principe, connu sous le nom de « règle d'Ottenberg », découlent les notions, encore en usage, de donneur et de receveur « universels ». Soucieux de la sécurité des transfusés, Ottenberg est parmi les premiers à faire, systématiquement, un test de Wassermann à tout candidat au don de sang [19]. Il est aussi parmi les premiers à se préoccuper de la formation théorique des infirmières, rédigeant à leur intention un ouvrage modeste mais novateur (*Chemistry for nurses*, 1914).

PAULING Linus, Carl (1901-1994). Né à Portland, Oregon, d'un père d'origine allemande. Il fait des études de chimie à l'*Oregon Agricultural College* puis au *California Institute of Technology* de Pasadena, où il est Docteur en Chimie (Ph.D.) en 1925. En 1926-1927, il est en Europe, en formation post-doctorale dans divers laboratoires de physique, celui d'Arnold Sommerfeld à Munich, celui de Niels Bohr à Copenhague. Il est professeur assistant de chimie au *California Institute of Technology* en 1927, professeur titulaire en 1930. Il s'intéresse à la mécanique quantique et ses applications à l'étude des réactions chimiques. L'étude des liaisons entre acides aminés le conduit à la description de la structure secondaire des protéines, en hélice alpha et en feuillet bêta. En 1939, il publie son ouvrage sur « La nature de la liaison chimique » (*The nature of the chemical bond*). Ces travaux lui valent le Nobel de Chimie en 1954. Après les bombardements atomiques au Japon, Pauling devient pacifiste, farouche partisan du désarmement nucléaire, ce qui lui vaut le Nobel de la Paix en 1962.

PFEIFFER Richard (1858-1945). Né à Zduny, en Posnanie (actuellement en Pologne, au sud de Poznan). Il étudie la médecine à l'Académie Militaire de Berlin, dont il est diplômé en 1880, puis sert comme médecin militaire jusqu'en 1889. Cependant, dès 1887 et jusqu'en 1891, il est assistant de Robert Koch à l'institut d'hygiène de Berlin. En 1894, il est professeur titulaire à l'institut des maladies infectieuses à Berlin. En 1897-1898, il accompagne Koch dans des missions à l'étranger, aux Indes pour l'étude de la peste, en Italie pour l'étude de la malaria. De 1899 à 1909, il est professeur d'hygiène à Königsberg puis, de 1909 à sa retraite en 1926, professeur d'hygiène à Breslau (actuellement Wroclaw, en Pologne). En

1892, il découvre *Bacillus influenzae*, maintenant appelé *Haemophilus influenzae*. Mettant en évidence la bactérie dans les sécrétions nasales de personnes grippées, Pfeiffer la croit, à tort, responsable de la grippe, d'où le qualificatif inapproprié d'« *influenzae* ». En 1894-1895, il décrit la lyse des vibrions cholériques injectés dans la cavité péritonéale de cobayes immunisés contre le choléra: c'est le « phénomène de Pfeiffer » (*Pfeiffer'sches Phänomen*), dont l'analyse puis l'extrapolation *in vitro* à d'autres systèmes cellulaires, mettront Landsteiner sur la voie de la découverte des groupes sanguins.

POPPER Erwin (1879-1955). Né à Vienne, où il fait ses études, il est Docteur en Médecine en 1903. Il se consacre à la pédiatrie qu'il exerce dans divers hôpitaux viennois, dont l'hôpital Wilhelmine où il collabore avec Landsteiner pour démontrer la transmissibilité de la poliomyélite de l'homme au singe. Chassé par l'*Anschluss* en 1938, il s'exile en Angleterre, où il exerce son métier de pédiatre jusqu'en 1945.

PÖTZL Otto (1877-1962). Né à Vienne où il fait ses études, il est Docteur en Médecine en 1901. Après une brève formation post-doctorale en médecine interne, il se consacre à la neurologie et à la psychiatrie. De 1905 à 1921, il travaille avec Julius Wagner-Jauregg*, à la Clinique de Psychiatrie de l'Université. Il est *Privatdozent* en psychiatrie et neurologie en 1911, professeur adjoint en 1919. En 1922, il est nommé professeur titulaire de psychiatrie et neurologie à Prague et, de 1928 à 1945, il est professeur titulaire à Vienne où il succède à Wagner-Jauregg. C'est dans son service, vers 1930, que Manfred Sakel (1900-1957) développe sa méthode de traitement des psychoses par coma hypoglycémique induit par l'insuline (« cure de Sakel »).

PRASEK Emil (1884-1934). Né à Cesky Dub, en Bohème (actuellement en Tchéquie). Etudiant à Vienne, il est Docteur en Médecine en 1908. Dès 1904, il fréquente l'institut d'anatomo-pathologie où il travaille avec Landsteiner. Celui-ci le prend comme collaborateur à l'hôpital Wilhelmine, de 1908 à 1914. Il fait toute la guerre de 1914-1918 comme médecin dans l'armée impériale. Prosecteur à l'hôpital de Sarajevo à la fin de la guerre, il devient chef du service de santé en Bosnie-Herzégovine pour le nouveau royaume de Yougoslavie. En 1921, il est professeur titulaire de bactériologie et d'hygiène à la faculté de médecine de Zagreb, doyen de la faculté en 1922-1923.

RACE Robert, Russell (1907-1984). Né à Hull (nord-est de l'Angleterre), il étudie à Londres, à la *Saint Bartholomew's Medical School*, dont il est diplômé en 1933. D'abord assistant d'anatomo-pathologie, il se consacre à la sérologie au *Galton Laboratory* de Londres (1937-1939) où il devient un spécialiste des groupes sanguins. De 1939 à 1946, il est directeur-adjoint puis directeur de l'unité de sérologie du *Galton Laboratory*, déplacé à Cambridge pendant les années de guerre. De 1946 à sa retraite en 1973, il est directeur de l'Unité des Groupes Sanguins du *Medical Research Council* (*MRC Blood Group Unit*) à Londres. Ses contributions principales à l'étude des groupes sanguins concernent le système Rhésus, dont il fait le sujet de sa thèse (Ph.D.) : « *The Rh Groups* », 1948. Avec sa collaboratrice Ruth Sanger*, ils publient, en 1950, leur ouvrage sur les groupes sanguins (*Blood Groups in Man*) qui, plusieurs fois réédité, deviendra un classique. Veuf en 1955, Race épouse Ruth Sanger* en 1956, qui lui succède, en 1973, à la direction du *MRC Blood Group Unit*.

RICHTER Max (1867-1932). Il nait à Prague, où il fait ses études et devient Docteur en Médecine en 1890. En 1891 il est assistant d'Arnold Paltauf (1860-1893) à l'institut de médecine légale à Prague. En 1894 il vient à Vienne, comme assistant d'Eduard Hofmann* à l'institut de médecine légale, où il est nommé professeur adjoint en 1907. De 1909 à 1914, il est professeur titulaire et directeur de l'institut de médecine légale à Munich.

ROUS Francis, Peyton (1879-1970). Né à Baltimore, il y fait ses études à l'Université Johns Hopkins ; il est Docteur en Médecine en 1905. Il est moniteur d'anatomo-pathologie à l'Université du Michigan de 1906 à 1908. Cette période est coupée, à l'été 1907, par un stage de quelques mois à Dresde, à l'institut d'anatomo-pathologie dirigé par Christian Georg Schmorl (1861-1932). En 1909, Rous entre à l'institut Rockefeller comme assistant de Simon Flexner*. A l'incitation de ce dernier, il entreprend les recherches qui mèneront à la mise en évidence de l'origine virale du sarcome du poulet et, plus généralement, à la découverte des oncovirus. Ces travaux datent des années 1909-1914 et vaudront à Rous un Nobel bien tardif, en 1966. A partir de 1914, il travaille à la composition d'un milieu de conservation des hématies (solution de Rous-Turner) [20] : leurs travaux permettent la création des premières « banques de sang » et ouvrent la voie à la transfusion sanguine moderne. Il est membre titulaire de l'institut Rockefeller en 1920, jusqu'à sa retraite en 1945. Nommé alors membre émérite, il poursuit ses recherches sur les mécanismes de la carcinogenèse.

SANGER Ruth, Ann (1918-2001). Née en Australie, à Southport près de Brisbane, d'un père pasteur de l'église anglicane venu d'Angleterre en 1908. Après des études de sciences naturelles à l'Université de Sidney, elle travaille dans le laboratoire du *Camperdown Children Hospital* de Sidney, puis au *New South Wales Red Cross Blood Transfusion Service.* En 1946, elle vient à Londres travailler avec Robert Race* dans l'Unité des Groupes Sanguins du *Medical Research Council* (*MRC Blood Group Unit*). Elle publie, en 1949, une thèse (Ph.D.), « *The multiplicity of blood group systems* », qui est le socle de l'ouvrage sur les groupes sanguins qu'elle cosigne avec Robert Race* (*Blood Groups in Man*, 1950). Elle épouse Race en 1956. En 1973, elle lui succède à la direction du *MRC Blood Group Unit*, jusqu'à sa retraite en 1983.

SCHAUDINN Fritz, Richard (1871-1906). Né à Röseningken en Prusse Orientale (actuellement Reznikovo, en Russie, province de Kaliningrad). Il étudie la zoologie à Berlin, où il est Docteur en Sciences en 1894, puis assistant de zoologie. Il est habilité comme *Privatdozent* en zoologie en 1898. Il participe à des missions d'étude, sur la faune arctique en 1898, sur le paludisme à *Plasmodium vivax* à Rovigo, près de Venise, en

1901-1903. Il met en évidence l'agent de la dysenterie tropicale, *Entamoeba histolytica*, qu'il différencie d'*Entamoeba coli*, présent dans l'intestin de sujets sains. En 1904, il est nommé chef du laboratoire de parasitologie de l'institut de zoologie de Berlin. En 1905, avec le dermatologue Erich Hoffmann*, il décrit, dans des lésions de syphilis secondaire, l'agent de la maladie, qu'il nomme *Spirochaeta pallida* et, peu après, *Treponema pallidum* [21]. Il meurt soudainement à l'âge de 34 ans, après un congrès médical à Lisbonne, lors du voyage de retour en Allemagne.

SCHNITZLER Julius (1865-1939). Né à Vienne, il est le fils de Johann Schnitzler (1835-1893), professeur à la faculté de médecine de Vienne, spécialiste renommé de laryngologie, et le jeune frère de l'écrivain (et médecin) Arthur Schnitzler (1862-1931). Il étudie à Vienne où il est Docteur en Médecine en 1888. Assistant d'Eduard Albert* à la Première Clinique Chirurgicale de l'Université, il se consacre à la chirurgie digestive. *Privatdozent* en 1895, il est professeur associé de chirurgie en 1907, chirurgien dans divers hôpitaux viennois (*Kaiser Franz-Josefs Spital* ; *Wiedner Krankenhaus*) jusqu'à sa retraite en 1934.

STELLWAG von CARION Carl (1823-1904). Né à Langendorf en Moravie (actuellement Dlouha Loucka en Tchéquie, près d'Olomouc). Il étudie à Prague et Vienne, où il est Docteur en Médecine en 1847. Toute sa carrière se déroule à Vienne, en ophtalmologie : *Privatdozent* en 1854, professeur adjoint en 1857, professeur titulaire en 1873. Son manuel d'ophtalmologie (*Lehrbuch der praktischen Augenheilkunde*, 1862) fit longtemps référence. Son nom subsiste dans le « signe de Stellwag » (rareté du clignement des paupières dans l'exophtalmie de la maladie de Basedow).

STOERK Oskar (1870-1926). Né à Neuwaldegg dans la banlieue nord-ouest de Vienne, dans une famille juive. Son père est médecin, laryngologiste. Il étudie à Vienne, est Docteur en Médecine en 1893, assistant de Weichselbaum à l'institut d'anatomo-pathologie en 1894. Il est *Privatdozent* en anatomo-pathologie en 1902, professeur adjoint en 1907, professeur titulaire en 1915. De 1905 à 1926 il est prosecteur au *Karolinen Kinderspital*. Il a publié sur l'histogénèse du tissu rénal, normal ou tumoral (*Beitrag zur Kenntnis des Aufbaus der menschlichen Niere*, 1904).

STORM van LEEUWEN Willem (1882-1933). Né à Kampen en Hollande, d'un père officier. Il choisit la carrière militaire : officier à 21 ans, il sert aux Indes néerlandaises dans la cavalerie. Trois ans plus tard, atteint de paludisme, il rentre en Hollande, abandonne la carrière militaire et, en 1908, commence des études de médecine à Utrecht. Après son Doctorat, il est assistant de Rudolf Magnus (1873-1927), physiologiste allemand alors professeur de pharmacologie à Utrecht ; puis il est directeur de l'institut de pharmacologie de 1915 à 1917, professeur de pharmacologie en 1919. En 1920, il est nommé professeur de pharmacologie à Leiden. Ses travaux de recherche portent sur les maladies allergiques, l'asthme principalement. Il a un rôle capital dans l'installation de Landsteiner en Hollande.

STURLI Adriano (1873-1964) (figure 23). Il est né à Trieste, où son père est capitaine dans la marine marchande autrichienne. Étudiant à Vienne, il est Docteur en Médecine en 1899. Dès cette date, il travaille à la Deuxième Clinique Médicale de l'Université dirigée par Edmund Neusser*, comme assistant-stagiaire (*Anwärter*) puis assistant en 1904 ; dans cette période, il fréquente l'institut d'anatomo-pathologie où il travaille avec Landsteiner. En 1908, alors qu'il est assistant de Neusser, celui-ci le charge de la surveillance quotidienne du plus illustre patient de l'empire, l'Empereur François-Joseph lui-même, alors atteint d'une pneumonie (Sturli racontait comment, grâce à un fiacre dépêché par le Palais, il était chaque matin, à 6 heures, devant son impérial patient) [22]. En 1909, il quitte Vienne pour Trieste : nommé médecin-chef de service (« *Primarius* ») à l'*Ospedale maggiore*, il y reste jusqu'à sa retraite en 1947. Curieux détail, dans les années 1909-1914, Sturli prenait des leçons d'anglais auprès de James Joyce, qui résidait alors à Trieste.

TOLDT Carl (1840-1920). Né à Bruneck au Sud Tyrol (actuellement Brunico en Italie, près de Bolzano). Il fait ses études à Vienne, où il est Docteur en Médecine en 1864. Assistant d'anatomie en 1871 dans le laboratoire de Carl Langer*, il est nommé, en 1876, professeur d'anatomie et d'histologie à Prague. Il est professeur titulaire d'anatomie à Vienne, de 1884 jusqu'à sa retraite en 1908. Il reste connu du monde médical germanophone par son monumental atlas d'anatomie en six volumes, publié à partir de 1896 avec son collaborateur Alois Dalla Rosa (1847-1919) (*Anatomischer Atlas für Studierende und Ärzte*).

VAN DER SCHEER James (né en 1888). Fils d'un ingénieur hollandais, il naît aux Indes néerlandaises. Il étudie en Hollande, à Delft, où il devient ingénieur chimiste en 1912. De 1912 à 1915, il est assistant à l'institut Rockefeller, puis ingénieur de recherche pour la compagnie Du Pont. Il revient à l'institut Rockefeller, comme assistant de 1923 à 1927, puis membre associé jusqu'en 1939. Il se consacre à des recherches d'immunochimie, sur le thème de la spécificité immunologique des protéines, cher à Landsteiner. De tous les collaborateurs de ce dernier, il est celui qui travaille le plus longtemps avec lui, de 1923 à 1939. A la retraite de Landsteiner en 1939, il quitte l'institut et travaille alors comme ingénieur de recherche pour la compagnie Lederle.

VOGL August, Emil (1833-1909). Né à Weisskirchen en Moravie (actuellement Hranice en Tchéquie) où son père est apothicaire. Il étudie à Vienne à la *Josephs-Akademie* [6]. Docteur en Médecine en 1860, il se forme en chimie puis en pharmacologie. En 1870, il est nommé professeur de botanique et zoologie à l'institut polytechnique de Prague et, en 1874, professeur et directeur de l'institut de pharmacologie de l'Université de Vienne, jusqu'à sa retraite en 1904. Son traité de pharmacologie (*Lehrbuch der Arzneimittellehre*, 1886), coécrit avec Wenzel Bernatzik (1821-1903) eut de nombreuses éditions et traductions. En 1898, il est anobli sous le nom de August, Emil, *Ritter* Vogl von Fernheim.

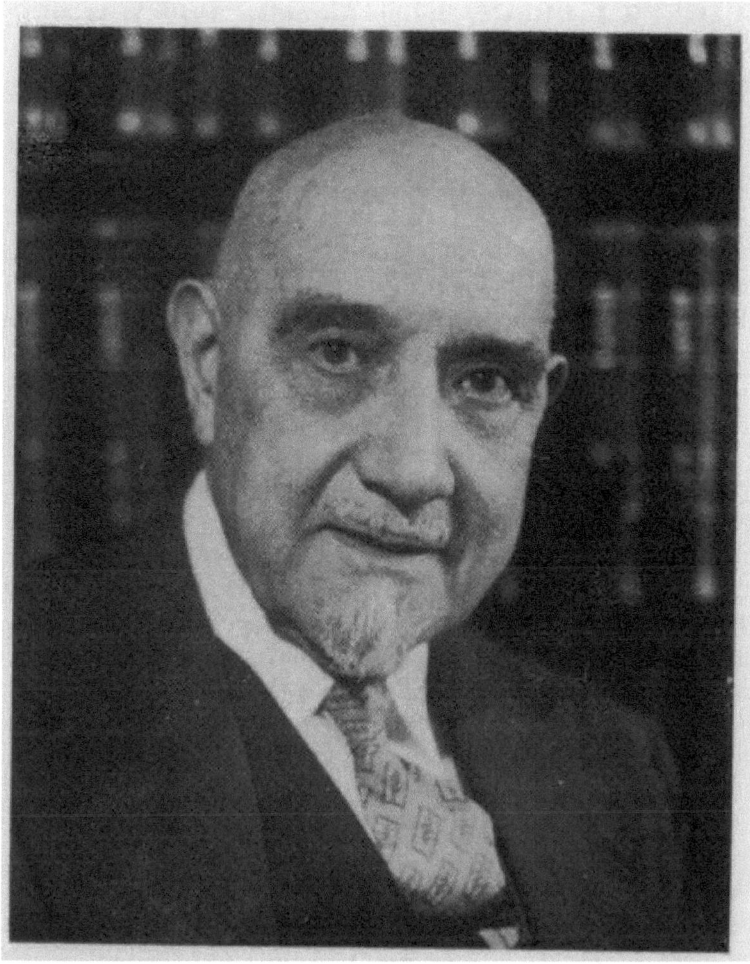

Figure 23 : Adriano Sturli* (1873-1964).

WAGNER-JAUREGG Julius (jusqu'en 1919 WAGNER, Ritter von JAUREGG) (1857-1940). Né à Wels en Haute-Autriche, il étudie à Vienne où il est Docteur en Médecine en 1880. Il s'oriente d'abord vers la médecine interne auprès de Heinrich von Bamberger*, puis vers la psychiatrie. En 1883, il est assistant à la Clinique de Psychiatrie, *Privatdozent* en neurologie en 1885 puis en psychiatrie en 1888. En 1889, il est professeur associé de psychiatrie à Graz. Il y étudie le crétinisme goitreux, fréquent dans la province de Styrie ; il le rattache à l'hypothyroïdie, pour laquelle il préconise une supplémentation alimentaire par du sel iodé. En 1893, il revient à Vienne, comme professeur titulaire, directeur de la Clinique de Psychiatrie de l'Université, jusqu'à sa retraite en 1928. En 1927, il est lauréat du Nobel de Physiologie ou Médecine pour la découverte de l'effet thérapeutique de l'inoculation de la malaria dans la paralysie générale [23]. Son engagement pour le nazisme, longtemps occulté après sa mort, est maintenant avéré : il fut un antisémite résolu, fervent partisan d'une politique d'« hygiène raciale » radicale, favorable à la stérilisation forcée des malades mentaux, sympathisant, voire peut-être membre du NSDAP (*Nationalsozialistische deutsche Arbeiterpartei*) [24]. Comment comprendre les terribles contradictions de cet homme, dont, en outre, la première épouse était juive, et qui, en 1929, proposa pour le Nobel un juif converti, Karl Landsteiner ?

WEICHSELBAUM Anton (1845-1920). Né à Schiltern, village vinicole de Basse-Autriche où son père est tonnelier. Il étudie à Vienne, à la *Josephs-Akademie* [6] ; il est Docteur en Médecine en 1869. De 1869 à 1871, il est assistant de l'anatomo-pathologiste Josef Engel, un élève de Carl Rokitansky (1804-1878). De 1871 à 1878, il exerce comme médecin, chirurgien ou prosecteur dans diverses garnisons, ou hôpitaux militaires de l'Empire. Il est *Privatdozent* en anatomo-pathologie en 1878, professeur adjoint en 1885, chargé d'enseignement d'histologie et bactériologie. De 1893 à sa retraite en 1916, il est professeur titulaire, directeur de l'institut d'anatomo-pathologie de l'Université de Vienne où il succède à Hanns Kundrat*. En 1887, il découvre le méningocoque, agent responsable de la méningite épidémique, qu'il nomme *Diplococcus intracellularis meningitidis* (appelé maintenant *Neisseria meningitidis*). Sous la direction de Weichselbaum, l'institut d'anatomo-pathologie acquiert une éclatante renommée, tant pour l'enseignement que pour la recherche.

WIDERHOFER Hermann (1832-1901). Né à Weyer en Haute-Autriche, d'un père médecin, il fait ses études à Vienne, est Docteur en Médecine en 1856. Il se consacre à la pédiatrie au *Sankt Anna Kinderspital* où il fait toute sa carrière : assistant, *Privatdozent* en 1862, professeur adjoint en 1865, professeur titulaire de la chaire de pédiatrie en 1884 [25]. Comme médecin personnel des enfants de la famille impériale, en janvier 1889 il assume la redoutable charge - avec Eduard Hofmann*, professeur de médecine légale et Hanns Kundrat*, professeur d'anatomo-pathologie - de faire l'autopsie de l'Archiduc Rodolphe, mort à Mayerling, et de rédiger le rapport officiel d'autopsie [26]. Il est anobli en 1898 (Hermann, *Freiherr* von Widerhofer).

WIENER Alexander, Solomon (1907-1976). Né à New York dans une famille juive ; son père est avocat, venu de Russie en 1903. Le jeune Alexander est intellectuellement précoce, brillant en mathématiques, qu'il étudie à l'Université Cornell. Il se destine pourtant à la médecine, étudie au *Long Island College of Medicine.* Docteur en Médecine en 1930, il entre dans l'équipe médicale de l'hôpital juif de Brooklyn, où il devient responsable du département de transfusion sanguine et d'immunologie [27]. Parallèlement, il est professeur assistant (1938), professeur associé (1959) puis professeur titulaire (1968) de médecine légale à la *New York University Post-graduate Medical School.* Wiener eut, avec Landsteiner, une collaboration étroite et prolongée (1931-1943). Mais il ne fit jamais partie de l'institut Rockefeller.

Chapitre XI

RESONANCE

Cioran, encore:

> « Le devoir de celui qui écrit n'est-il pas de se trancher les veines sur la page blanche, de faire ainsi cesser le supplice des mondes informulés ? »[1]
>
> Bréviaire des vaincus II

Voilà, Karl, j'en ai fini - permettez que tant d'années de fréquentation de votre oeuvre, tant de détails patiemment arrachés à votre vie opaque, m'autorisent à vous appeler par votre prénom. Voilà quelques gouttes de lumière, lentement tombées sur la page blanche, pour tenter de vous faire revivre ; pour votre honneur, pour vous Karl qui, emmuré dans votre oeuvre, n'avez pas voulu, pas daigné, pas su peut-être, parler de vous ni de votre monde.

REFERENCES BIBLIOGRAPHIQUES ET NOTES

CHAPITRE I
Ouverture

1. LEVADITI C., *Karl Landsteiner. Réminiscences.* La Presse Médicale, 1949, 68, pp. 1009-1010.
2. ROUS P., *Karl Landsteiner 1868-1943.* Obituary Notices of the Fellows of the Royal Society, 1947, 18, pp. 295-324.
3. WIENER A. S., *Karl Landsteiner, M.D. - History of Rh-Hr Blood Group System.* New York State Journal of Medicine, 1969, 69, pp. 2915-2935.
4. Docteur en médecine en février 1891, Landsteiner n'a alors que vingt-deux ans. Ceci paraît aujourd'hui très précoce, mais, à cette époque, la durée des études dans les facultés de médecine de la Double Monarchie n'était que de cinq ans.
5. L'écrivain Stefan Zweig vécut un drame similaire, qu'il décrit dans un livre de souvenirs (*Die Welt von gestern. Erinnerungen eines Europäers*, 1944).
6. ANONYME, *Karl Landsteiner 1868-1943.* The Journal of Immunology, 1944, 48, pp. 1-16. Bibliographie de Karl Landsteiner, établie par les bibliothécaires de l'institut Rockefeller et par Merrill W. Chase.
7. SIMMS G. R., *L'œuvre scientifique de Karl Landsteiner.* Revue d'Histoire de la Médecine Hébraïque, 1967, 20, pp. 103-118.

CHAPITRE II
Vienne et l'Autriche-Hongrie en 1868

1. BLED J. P., *François-Joseph.* Paris, Fayard, 1987.
2. Olmütz : actuellement *Olomouc*, en Tchéquie.
3. Les prénoms de François-Joseph ont été choisis en référence à François-Etienne de Lorraine, époux de l'Impératrice Marie-Thérèse, fondateur de la lignée des Habsbourg-Lorraine, et à leur fils, l'Empereur Joseph II.

4. Romancier autrichien (1886-1951). Juif, né à Vienne, brièvement emprisonné en 1938 lors de l'*Anschluss*, Hermann Broch émigre aux Etats-Unis où il mourra.
5. BERENGER J., *L'Autriche-Hongrie 1815-1918*. Paris, Armand Colin, 2005, pp. 88-91.
6. BLED J. P., *Histoire de Vienne*. Paris, Fayard, 1998.
7. Vienne compte environ 250 000 habitants en 1815, à la fin des guerres napoléoniennes.
8. En 1910, Berlin compte 2 070 000 habitants, Paris 2 890 000 habitants, Londres 4 520 000 habitants.
9. LE RIDER J., *Modernité viennoise et crise de l'identité*. Paris, Presses Universitaires de France, 1994, p. 31.
10. SCHORSKE C., *Vienne Fin de Siècle*. Paris, Seuil, 1983, pp. 39-121.
11. Les principaux édifices publics, avec leurs périodes de construction, sont les suivants :
    -*Votivkirche* (architecte Heinrich Ferstel) : 1854-1879, église édifiée en commémoration de l'échec d'un attentat contre l'empereur François-Joseph en 1853.
    -*Staatsoper* (opéra national, architectes August Sicard von Sicardsburg et Eduard van der Nüll) : 1861-1869.
    -*Neues Rathaus* (hôtel de ville, architecte Friedrich Schmidt) : 1872-1883.
    -*Universität* (architecte Heinrich Ferstel) : 1873-1884.
    -*Reichsrat* (parlement, architecte Theophil Hansen) : 1874-1883.
    -*Hofburgtheater* (architectes Gottfried Semper et Karl Hasenauer) : 1874-1888.

CHAPITRE III

Une jeunesse viennoise (1868-1891)

1. ESPAGNE M., LAGIER F., WERNER M., *Philologiques II. Le maître de langues. Les premiers enseignants d'allemand en France (1830-1850)*. Paris, Editions de la maison des sciences de l'homme, 1991, p. 42.

2. JAHN B., *Die deutschsprachige Presse : ein biographisch-bibliographisches Handbuch*. München, K. G. Saur, 2005, Vol. 1, p. 603.
3. Prossnitz : actuellement *Prostejov*, en Tchéquie, entre *Brno* et *Olomouc*.
4. L'archiduc Rodolphe de Habsbourg (1858-1889), fils unique de François-Joseph et de son épouse l'impératrice Elisabeth (« *Sissi* ») est prince héritier de l'Empire. Il épouse, en 1881, la princesse Stéphanie de Belgique dont il a une fille, Elisabeth-Marie, née en 1883. Le 30 janvier 1889, dans son pavillon de chasse de Mayerling, il se suicide après avoir tué sa maîtresse, la jeune Marie Vetsera (1871- 1889).
5. Nouvelliste et romancier juif autrichien, Stefan Zweig (1881-1942) est né à Vienne. Profondément angoissé par les progrès du nazisme, réfugié au Brésil, il se suicide. Il évoque ses années de lycée dans son livre de souvenirs, publié après sa mort (*Die Welt von gestern. Erinnerungen eines Europäers*, 1944).
6. Ecrivain autrichien, poète, dramaturge et romancier, Felix Braun (1885-1973) nait à Vienne dans une famille juive. Ami de Hugo von Hofmannsthal, il est longtemps son secrétaire. Pour échapper aux persécutions nazies (malgré une conversion au catholicisme en 1935 !), il émigre en Angleterre en 1939 et revient en Autriche en 1951.
7. L'examen final des études secondaires, équivalent de notre baccalauréat, était la *Maturitätsprüfung*, familièrement appelée « *Matura* ».
8. Le comte Leopold von Thun-Hohenstein (1811-1888) est ministre des cultes et de l'enseignement de 1849 à 1860 (*Minister für Kultus und Unterricht*). Il consacre beaucoup d'énergie à la rénovation du système éducatif de l'Empire : multiplication des écoles primaires et des lycées, développement de l'enseignement technique, autonomie des universités (sur le modèle des universités allemandes).
9. LESKY E., *The Vienna medical school in the 19th century*. Baltimore, The Johns Hopkins University Press, 1976.

10. VOGL A., *Six hundred years of medicine in Vienna. A history of the Vienna school of medicine.* Bull. N. Y. Acad. Med., 1967, 43, pp.282-299.
11. En 1871, la faculté de médecine de Berlin, deuxième du monde germanophone en importance numérique, compte environ 500 étudiants.
12. Outre les examens théoriques et pratiques sanctionnant l'enseignement de chaque matière, l'obtention du Doctorat en Médecine était conditionnée par la réussite à trois examens oraux, chacun appelé « *Rigorosum* ». On était alors admis au grade de Docteur en médecine générale (*Doktor der gesamten Heilkunde*).
13. La *Schottenkirche* (église des écossais) doit son nom à un monastère fondé par des moines bénédictins d'origines écossaise et irlandaise. Elle est située à Vienne, dans le quartier de Freyung.
14. LE RIDER J., *Modernité viennoise et crise de l'identité.* Paris, Presses Universitaires de France, 1994, p. 233.
15. BELLER S., *Vienne et les juifs, 1867-1938.* Paris, Nathan, 1991, pp. 43-45.
16. Romancier et nouvelliste juif autrichien, Arthur Schnitzler (1862-1931) est né à Vienne. Après des études de médecine, il se consacre à la littérature. Son père, Johann Schnitzler (1835-1893), professeur à la faculté de médecine de Vienne, est un des fondateurs de la laryngologie.
17. SCHNITZLER A., *Une jeunesse viennoise, 1862-1889, Autobiographie.* Paris, Hachette-Le Livre de Poche, 1987, pp. 241-242.
18. BILLROTH T., *Über das Lehren und Lernen der medicinischen Wissenschaften an den Universitäten der deutschen Nation nebst allgemeinen Bemerkungen über Universitäten. Eine culturhistorische Studie.* Wien, Carl Gerold's Sohn, 1876, p. 153.
19. « *Man vergisst oft ganz, dass die Juden eine scharf ausgeprägte Nation sind, und dass ein Jude ebenso wenig wie ein Perser, oder Franzose, oder Neuseeländer, oder Afrikaner je ein Deutscher werden kann.* »

20. JOHNSTON W. M., *L'esprit viennois. Une histoire intellectuelle et sociale, 1848-1938.* Paris, Presses Universitaires de France, 1985, p.373.
21. C'est vraisemblablement avec un état d'esprit et des intentions similaires que Gustav Mahler (1860-1911) se convertit au catholicisme, en février 1897, quelques mois avant de prendre la direction de l'opéra de Vienne.

CHAPITRE IV
Formations post-doctorales (1891-1895)

1. MAZUMDAR P. M. H., *Species and specificity. An interpretation of the history of immunology.* Cambridge, Cambridge University Press, 1995, pp. 179-201.
2. SCHMIDT G., *Eduard Albert and the beginning of human nerve grafting.* Acta Chir. Austriaca, 1993, 25, pp. 287-288.
3. LESKY E., *The Vienna medical school in the 19th century.* Baltimore, The Johns Hopkins University Press, 1976, pp. 410-412.

CHAPITRE V
Les années d'assistanat (1896-1907)

1. LESKY E., *Viennese serological research about the year 1900: its contribution to the development of clinical medicine.* Bull. N. Y. Acad. Med., 1973, 49, pp. 100-111.
2. Un rapport de ces travaux est fait à l'ensemble du monde médical germanophone dans deux articles de février 1896 : PFEIFFER R., *Ein neues Grundgesetz der Immunität.* Deutsche Med. Wochenschrift, 1896, 22, pp. 97-99, pp. 119-122.
3. GRUBER M., DURHAM H. E., *Eine neue Methode zur raschen Erkennung des Choleravibrio und des Typhusbacillus.* Münchener Med. Wochenschrift, 1896, 43, pp. 285-286.
4. WIDAL F., *Sérodiagnostic de la fièvre typhoïde.* Bull. Mémoires Soc. Med. Hop. Paris, 1896, 13, pp. 561-566.

5. WIDAL, SICARD, *Recherches de la réaction agglutinante dans le sang et le sérum desséchés des typhiques et dans la sérosité des vésicatoires*. Bull. Mémoires Soc. Med. Hop. Paris, 1896, 13, pp. 681-682.
6. WIDAL, SICARD, *Recherches sur les propriétés agglutinative et bactéricide du sérum des convalescents de fièvre typhoïde*. Bull. Mémoires Soc. Med. Hop. Paris, 1896, 13, pp. 683-688.
7. Landsteiner utilise dans son article la nomenclature bactériologique de l'époque, qu'il est parfois difficile de rattacher à la nomenclature actuelle (entre parenthèses) : *Bacillus pyocyaneus* (*Pseudomonas aeruginosa*), *Bacillus enteritidis* (*Salmonella enteritidis*), *Bacillus typhi* (*Salmonella typhi*), *Bacillus coli* (*Escherichia coli*), *Bacillus prodigiosus* (*Serratia marcescens*).
8. GRUBER M., *Max v. Gruber über Karl Landsteiner*. Wiener Med. Wochenschrift, 1931, 81, p. 309. Dans cette courte lettre, datée de décembre 1908, Gruber exprime une admiration sans réserve pour les qualités scientifiques et la personnalité de Landsteiner (« *Dabei ist Landsteiner ein trefflischer Mensch. Ich habe Gelegenheit gehabt, seine wahrhaft vornehme Natur kennen zu lernen* »).
9. MAZUMDAR P. M. H., *The purpose of immunity: Landsteiner's interpretation of the human isoantibodies*. Journal of the History of Biology, 1975, 8, pp. 115-133.
10. « *Das Serum gesunder Menschen wirkt nicht nur auf tierische Blutkörperschen agglutinierend, sondern öfters auch auf menschliche, von anderen Individuen stammende. Es bleibt zu entscheiden, ob diese Erscheinung durch urspüngliche individuelle Verschiedenheiten oder durch die erfolgte Einwirkung von Schädigungen etwa bakterieller Natur bedingt ist.* » **(c-13)**
11. « *Bei der Untersuchung von zehn anderen normalen Personen.....fanden sich ähnliche Verhältnisse.* » **(c-17)**
12. « *Endlich sei noch erwähnt, dass die angeführten Beobachtungen die wechselnden Folgen therapeutischer Menschenbluttransfusionen zu erklären gestatten.* » **(c-17)**
13. HESCH M., *Das gesamte Schrifttum der Blutgruppenforschung in den drei ersten Jahrzehnten ihrer*

Entwicklung 1901-1931 (*in: Handbuch der Blutgruppenkunde*, Paul Steffan ed, München, Lehmann, 1932, pp. 539-646). Dans ce travail, Michael Hesch, membre de la *Deutsche Gesellschaft für Blutgruppenforschung,* compile 2969 articles consacrés à la recherche sur les groupes sanguins, parus entre 1901 et 1931 (dont 2369 entre 1924 et 1931).

14. SHATTOCK S.G., *Chromocyte clumping in acute pneumonia and certain other diseases, and the significance of the buffy coat in the shed blood.* The Journal of Pathology and Bacteriology, 1900, 6, pp. 303-314. Dans ce travail, Samuel Shattock observe le phénomène d'isoagglutination mais l'attribue à des propriétés particulières du sérum, induites par diverses maladies, principalement infectieuses.
15. DECASTELLO von A., STURLI A., *Ueber die Isoagglutinine im Serum gesunder und kranker Menschen.* Münchener Med. Wochenschrift, 1902, 49, pp. 1090-1095. Dans cet article, le nom de Decastello est précédé de la particule nobiliaire « *von* », ceci de façon très vraisemblablement abusive.
16. HEKTOEN L., *Isoagglutination of human corpuscles. With respect to demonstration of opsonic index and to transfusion of blood.* Journal of the American Medical Association, 1907, 48, pp. 1739-1740. Ludvig Hektoen (1863-1951), médecin américain d'origine norvégienne, est né à Westby dans l'état du Wisconsin. Anatomo-pathologiste et bactériologiste, il fut professeur d'anatomo-pathologie à l'université de Chicago.
17. EPSTEIN A. A., OTTENBERG R., *Simple method of performing serum reactions*. Proc. N. Y. Pathol. Soc., 1908, 8, pp. 117-123.
18. DUNGERN von E., HIRSZFELD L., *Ueber Vererbung gruppenspezifischer Strukturen des Blutes*. Zeitschrift für Immunitätsforschung, 1910, 6, pp. 284-292.
19. BERNSTEIN F., *Ergebnisse einer biostatistischen zusammenfassenden Betrachtung über die erblichen Blutstrukturen des Menschen.* Klinische Wochenschrift, 1924, 3, pp. 1495-1497.

20. CROW J. F., *Felix Bernstein and the first human marker locus*. Genetics, 1993, 133, pp. 4-7.
21. HIRSCHFELD L., HIRSCHFELD H., *Serological differences between the blood of different races. The result of researches on the macedonian front*. Lancet, 1919, 2, pp. 675- 679. Dans ses publications médicales, l'auteur utilise parfois la forme germanique de son nom (Hirschfeld) au lieu de la forme polonaise (Hirszfeld). En outre, dans cet article, le prénom de Hanna Hirschfeld est, curieusement, modifié en Hanka.
22. COCA A. F., DEIBERT O., *A study of the occurrence of the blood groups among the american indians* . The Journal of Immunology, 1923, 8, pp. 487-491.
23. NIGG C., *A study of the blood groups among the american Indians*. The Journal of Immunology, 1926, 11, pp. 319-322.
24. FARR A. D., *Blood group serology - The first four decades (1900-1939).* Medical History, 1979, 23, pp. 215-226.
25. SCHMIDT P., OKROI M., *Also sprach Landsteiner – Blood group 'O' or blood group 'NULL'*. Infusion Therapy Transfusion Medicine, 2001, 28, pp. 206-208.
26. KENNEDY J. A., *Isohemagglutination: the work of Jan Jansky with a critical analysis*. The Journal of Immunology, 1931, 20, pp. 117-141. Cette publication présente et analyse l'article de Jansky paru en 1907 dans la revue médicale praguoise *Sbornik Klinicky* sous le titre *Haematologické studie u psychotiku* (Etudes hématologiques dans les maladies mentales).
27. MOSS W. L., *Studies on isoagglutinins and isohemolysins*. Bull. Johns Hopkins Hosp., 1910, 21, pp. 63-70.
28. *Isohemagglutination : Recommendation that the Jansky classification be adopted for general use*. Journal of the American Medical Association, 1921, 76, p. 130.
29. *New designations for blood groups according to iso-agglutinins*. Journal of the American Medical Association, 1927, 88, pp. 1421-1422.
30. « *...der Organismus des Neugeborenen gegenüber dem des Erwachsenen als nicht völlig entwickelt zu betrachten ist.* » **(c-20)**

31. NELSON R. A., MAYER M. M., *Immobilization of treponema pallidum in vitro by antibody produced in syphilitic infection.* Journal of Experimental Medicine, 1949, 89, pp. 369-393.
32. WASSERMANN A., NEISSER A., BRUCK C., *Eine serodiagnostische Reaktion bei Syphilis.* Deutsche Med. Wochenschrift, 1906, 32, pp. 745-746. Ce test repose sur le principe de la fixation du complément lors de la réaction d'un sérum de syphilitique avec un extrait de tissu infecté (dans les travaux initiaux, il s'agissait d'extraits d'organes de fœtus ou de nouveau-né syphilitiques). Le test est plus connu dans le monde francophone sous le nom de Bordet-Wassermann (BW).
33. WAUGH M., *The viennese contribution to venereology.* British Journal of Venereal Diseases, 1977, 53, pp. 247-251.
34. LUGER A., *Die Bedeutung der Arbeiten Karl Landsteiners für die Syphilisforschung.* Wiener Klin. Wochenschrift, 1991, 103, pp. 146-151.

CHAPITRE VI

Prosectorat, ultimes années viennoises (1908-1919)

1. Un prosecteur est « celui qui est chargé de préparer les pièces d'anatomie nécessaires pour les leçons d'un professeur » (Littré, Dictionnaire de la langue française, 1873). Dans le monde médical germanique, le mot (*Prosektor*) a ce même sens ; mais il désigne aussi le médecin-chef d'une « prosecture » (*Prosektur*), c'est-à-dire du service d'anatomo-pathologie d'un hôpital. A l'époque de Landsteiner, les autopsies des morts de l'hôpital représentaient l'essentiel de l'activité d'un tel service.
2. Ottakring : ancien faubourg, à l'ouest de Vienne, intégré en 1892 à la ville, dont il constitue maintenant le XVIème arrondissement.
3. PENDL O., *Professor Dr. Karl Landsteiner.* Wiener Med. Wochenschrift, 1951, 101, pp. 930-932.

4. La dépouille de « *Fanni* » Landsteiner repose dans le vieux cimetière juif du cimetière central de Vienne (carré 52A, rangée 12, tombe 24). La grande stèle en marbre noir ne porte aucun signe religieux distinctif. La simple inscription, « *Seiner guten Mutter* », exprime avec pudeur toute la douleur du fils.
5. ROUS P., *Karl Landsteiner 1868-1943*. Obituary Notices of the Fellows of the Royal Society, 1947, 18, pp. 295-324.
6. SCHWICK H. G., *Poliomyelitis, in der Zeit von Landsteiner und heute*. Wiener Klin. Wochenschrift, 1991, 103, pp. 136-140.
7. EGGERS H. J., *Milestones in early poliomyelitis research (1840 to 1949)*. Journal of Virology, 1999, 73, pp. 4533-4535.
8. D'après les noms de l'allemand Jakob Heine (1800-1879) qui, le premier, décrit la « paralysie spinale infantile » (*spinale Kinderlähmung*), et du pédiatre suédois Karl Oskar Medin (1847-1927) qui en précise la nature épidémique.
9. LEVADITI C., *Karl Landsteiner. Réminiscences*. La Presse Médicale, 1949, 68, pp. 1009-1010.
10. PRÜLL C. R., *Part of a scientific master plan? Paul Ehrlich and the origins of his receptor concept*. Medical History, 2003, 47, pp. 332-356.
11. BOSCH F., ROSICH L., *The Contributions of Paul Ehrlich to Pharmacology: a Tribute on the Occasion of the Centenary of his Nobel Prize*. Pharmacology, 2008, 82, pp. 171-179.
12. EHRLICH P., *On Immunity with Special Reference to Cell Life (Croonian Lecture)*. Proceedings of the Royal Society of London, 1899, 66, pp. 424-448.
13. GRUBER M., *Neue Früchte der Ehrlichschen Toxinlehre*. Wiener Klin. Wochenschrift, 1903, 16, pp. 791-793.
14. MOULIN A. M., *Le dernier langage de la médecine. Histoire de l'immunologie de Pasteur au Sida*. Paris, Presses Universitaires de France, 1991, pp. 74-95.
15. SEVILLIA J., *Le dernier empereur. Charles d'Autriche 1887- 1922*. Paris, Perrin, 2009.

16. FEJTÖ F., *Requiem pour un empire défunt. Histoire de la destruction de l'Autriche-Hongrie.* Paris, Edima/Lieu Commun, 1988.
17. SCHIAVON M., *L'Autriche-Hongrie dans la Première Guerre mondiale. La fin d'un Empire.* Paris, SOTECA, 14-18 Editions (diffusion: Belin), 2011.
18. Propriété des Habsbourg, pavillon de chasse (*Jagdschloss*) apprécié de l'archiduc François-Ferdinand, le château d'Eckartsau est situé sur la rive gauche du Danube, à une vingtaine de kilomètres à l'est de Vienne.
19. HIRSZFELD L., *The Story of One Life.* Rochester, University of Rochester Press, 2010, p. 63. Il s'agit de la traduction anglaise du livre autobiographique de Hirszfeld en polonais (*Historia jednego zycia*) : « *Landsteiner made the biggest impression on me. I had met him at the Congress of Microbiologists in Berlin in 1913. At that time, he was a very good-looking man: tall, a high forehead, a manly posture. In Vienna I saw a wreck. He was obviously starved.* »

CHAPITRE VII

Intermède hollandais (1920-1922)

1. DE VOOGD C., *Histoire des Pays-Bas. Des origines à nos jours*. Paris, Fayard, 2003, pp. 210-212.
2. Arrivé au château d'Amerongen, près d'Utrecht, le 10 novembre 1918, Guillaume II y reste jusqu'en mai 1920. Il s'installe alors au château de Doorn, quelques kilomètres plus à l'ouest, où il réside jusqu'à sa mort, le 5 juin 1941. La Hollande refusera toujours les demandes d'extradition et de jugement de l'Empereur déchu, formulées par les gouvernements alliés.
3. ROUS P., *Karl Landsteiner 1868-1943*. Obituary Notices of the Fellows of the Royal Society, 1947, 18, p. 305.
4. LEVINE P., *A Review of Landsteiner's Contributions to Human Blood Groups*. Transfusion, 1961, 1, pp. 45-52.
5. L'étude de cette famille (le père, la mère et neuf enfants) avait fait l'objet de la thèse de doctorat en Médecine du

premier signataire de l'article, le neurologue Frans Susan van Bouwdijk Bastiaanse (1888-1953). L'apport de Landsteiner à ce travail est ponctuel, limité à l'examen autopsique de deux des enfants, décédés en octobre 1920 : pour chacun, il met en évidence des lésions macroscopiques cérébrales caractéristiques de sclérose tubéreuse.

6. « *Da es zweckmässig sein wird, für spezifisch bindende aber nicht immunisierende Stoffe eine Bezeichnung zu haben, will ich dafür den Ausdruck Hapten benützen und in Vorschlag bringen.* » (**c-179**)
7. MOULIN A. M., *Le dernier langage de la médecine. Histoire de l'immunologie de Pasteur au Sida*. Paris, Presses Universitaires de France, 1991, p. 94.
8. FLEXNER S., LEWIS P. A., *Experimental epidemic poliomyelitis in monkeys*. Journal of Experimental Medicine, 1910, 12, pp. 227-255.
9. FLEXNER S., AMOSS H. L., *Experiments on the nasal route of infection in poliomyelitis*. Journal of Experimental Medicine, 1920, 31, pp. 123-134.
10. Plusieurs notices et articles biographiques donnent 1923 comme année de départ de Landsteiner en Amérique : ceci est faux. Landsteiner et sa famille quittent la Hollande en mars 1922 : une note d'un article (**c-182**) paru à la fin de 1922 le confirme, qui précise que « Le Dr Landsteiner a maintenant rejoint l'institut Rockefeller à New York » (« *Dr Landsteiner is thans verbonden aan het Rockefeller-Instituut te New-York*).

CHAPITRE VIII

Premières années américaines (1922-1930)

1. ROUS P., *Karl Landsteiner 1868-1943*. Obituary Notices of the Fellows of the Royal Society, 1947, 18, p. 306.
2. LEVADITI C., *Karl Landsteiner. Réminiscences*. La Presse Médicale, 1949, 68, pp. 1009-1010.
3. LEVINE P., *Memories of Karl Landsteiner*. Transfusion, 1961, 1, p. 3.

4. CORNER G. W., *A history of the Rockefeller Institute. 1901-1953. Origins and Growth*, New York, The Rockefeller Institute Press, 1964.
5. BRYAN C. S., *Mr Gates's Summer Vacation : a Centennial Remembrance.* Annals of Internal Medicine, 1997, 127, pp. 148-153.
6. Le premier Conseil des Directeurs Scientifiques (*Board of Scientific Directors*), en 1901, est composé de Hermann M. Biggs, anatomo-pathologiste et spécialiste de santé publique, Simon Flexner, Christian A. Herter, biochimiste (fondateur en 1905 du *Journal of Biological Chemistry*) , L. Emmett Holt, professeur de pédiatrie à l'Université Columbia, T. Mitchell Prudden, professeur d'anatomo-pathologie à l'Université Columbia, Theobald Smith, bactériologiste et épidémiologiste, William H. Welch, professeur d'anatomo-pathologie à l'Université Johns Hopkins.
7. Ce terrain est situé entre l'*East River* et l'actuelle *York Avenue*, compris entre les 64ème et 68ème rues. Il est connu, à l'époque, sous le nom de « domaine Schermerhorn » ou « ferme Schermerhorn », du nom de ses anciens propriétaires.
8. MAZUMDAR P. M. H., *Species and specificity. An interpretation of the history of immunology.* Cambridge, Cambridge University Press, 1995, p. 311.
9. Ibidem, p. 312. Des années après avoir quitté la direction de l'institut Rockefeller, Flexner disait de Landsteiner: « *He did not have the warm qualities that made informal personal relations easy.* »
10. Hans Zinsser (1878-1940), professeur de bactériologie et immunologie à *Harvard Medical School*, dit un jour à son collègue Landsteiner : « *Karl, you are always crabby, always complaining.* »
11. LEVINE P., *Dr. Karl Landsteiner - An appreciation.* Proceedings of the Rudolf Virchow Medical Society, 1945, 3, pp. 99-102. Dans cet article de souvenirs, Levine révèle le goût de Landsteiner pour les histoires humoristiques et raconte l'une de ses préférées : « *This is not the time...to repeat his favorite anecdotes, but I venture to quote one of*

them. This deals with a scientifically inclined father of four children who baptized two and laid aside the other two as controls. »

12. HEIDELBERGER M., *A method for the preparation of crystalline oxyhemoglobin.* Journal of Biological Chemistry, 1922, 53, pp. 31-40.
13. HEIDELBERGER M., *Karl Landsteiner. June 14, 1868-June 26, 1943.* New York, Columbia University Press, Biographical Memoirs, 1969, 40, pp. 177-210.
14. Le *Journal of Experimental Medicine* est fondé en 1896 à Baltimore par William H. Welch, et repris en 1905 par l'institut Rockefeller, dont il devient l'organe officiel de publication scientifique.
15. Dans une note de 1928, rédigée en français, Landsteiner confirme cette forte prépondérance du groupe A chez le chimpanzé, plus nette encore que dans l'étude initiale : «…on voit que, sur les 55 chimpanzés examinés jusqu'ici, 50 appartiendraient au groupe A et 5 au groupe O. » (**c-240**)
16. ALLAN T. M., *Hirszfeld and the ABO blood groups.* British Journal of Preventive and Social Medicine, 1963, 17, pp. 166-171.
17. MILGROM F., *Fundamental Discoveries in Immunohematology and Immunogenetics by Ludwik Hirszfeld.* Vox Sanguinis, 1987, 52, pp. 149-151.
18. LEVINE P., *A Review of Landsteiner's Contributions to Human Blood Groups.* Transfusion, 1961, 1, pp. 45-52.
19. WALSH R. J., MONTGOMERY C., *A new human isoagglutinin subdividing the MN blood groups.* Nature, 1947, 160, p. 504.
20. SANGER R., RACE R. R., *Subdivisions of the MN blood groups in man.* Nature, 1947, 160, p. 505.
21. SANGER R., RACE R. R., WALSH R. J., MONTGOMERY C., *An antibody which subdivides the human MN blood groups.* Heredity, 1948, 2, pp. 131-139.
22. LEVINE P., KUHMICHEL A. B., WIGOD M., KOCH E., *A new blood factor, s, allelic to S.* Proc. Soc. Exp. Biol. Med. New York, 1951, 78, pp. 218-220.

23. FLEXNER J. T., *An american saga. The story of Helen Thomas and Simon Flexner*. New York, Fordham University Press, 1993, pp. 218-224.
24. Prix fondé en 1919, par disposition testamentaire du Dr Hans Aronson (1865-1919). Médecin, bactériologiste et sérologiste, Aronson fut responsable du secteur de bactériologie et sérothérapie de la firme Schering, où il travailla à la préparation de sérums anti-diphtérique et anti-streptococcique. Destiné à récompenser un travail de recherche en microbiologie ou en thérapeutique, le prix Aronson fut attribué à partir de 1921. Le premier lauréat fut August Wassermann, récompensé pour ses travaux sur le diagnostic de la syphilis.
25. LEFRERE J. J., BERCHE P., *Karl Landsteiner découvre les groupes sanguins*. Transfusion Clinique et Biologique, 2010, 17, pp. 1-8.
26. Il semble que le nom de Landsteiner ait été suggéré à Wagner-Jauregg par son assistant de l'époque, Otto Pötzl. Celui-ci connaissait bien Landsteiner pour avoir mené avec lui des recherches sur la dourine (trypanosomiase équine) et la syphilis, publiées en 1907 (**c-80, c-81**).
27. Le physiologiste autrichien Eugen Steinach (1861-1944) fit des recherches sur la fonction endocrinienne des testicules. L'américain George H. Whipple (1878-1976), Docteur en Médecine de l'Université Johns Hopkins de Baltimore en 1905, fut lauréat du Nobel en 1934 (avec William P. Murphy et George R. Minot) pour la découverte de l'action des extraits de foie dans le traitement de l'anémie pernicieuse.
28. GOTTLIEB A. M., *Karl Landsteiner, the Melancholy Genius: his Time and his Colleagues, 1868-1943*. Transfusion Medicine Reviews, 1998, 12, pp. 18-27.
29. La remise des prix Nobel est rituellement fixée au 10 décembre, jour de la mort d'Alfred Nobel (10 décembre 1896).
30. Hans Fischer avait été, de 1918 à 1921, professeur titulaire de chimie médicale à Vienne.

CHAPITRE IX

Dernières années, derniers feux (1931-1943)

1. ROUS P., *Karl Landsteiner 1868-1943*. Obituary Notices of the Fellows of the Royal Society, 1947, p. 311: « *During Landsteiner's last years the forlorn state of civilized man weighed upon him ; no new victory by the Allies sufficed to dispel his dread that the Nazis would triumph ; and, shadowing all, he had a sense that the new ways of living were very wrong - for though intrepid amongst ideas he held to the old fashions in what touched him personally.* »
2. BENDINER L., *Karl Landsteiner: dissector of the blood.* Hospital Practice, 1991, 26, pp. 93-104.
3. SPEISER P., SMEKAL F. G., *Karl Landsteiner, the discoverer of the blood groups and a pioneer in the field of immunology. Biography of a Nobel Prize winner of the Vienna medical school.* Wien, Brüder Hollinek, 1975, p.121.
4. HOLZER F.J., *Persönliche Erinnerungen an Karl Landsteiner*. Beiträge zur Gerichtlichen Medizin, 1969, 26, pp.143-147: « *Mein Orchester besteht aus dem Primgeiger, dem Chemiker van der Scheer, dem Trompeter Dr Jacobs und dem Hornisten Dr Chase.* »
5. Prix fondé, en 1878, par le Dr Andrew Robertson Cameron et attribué annuellement depuis 1879, en reconnaissance d'une contribution importante au progrès de la thérapeutique.
6. *Royal Society of London for the improvement of natural knowledge:* fondée en 1660. Sa devise, « *nullius in verba* », dut plaire au grand expérimentateur taciturne que fut Landsteiner !
7. DUJARRIC de la RIVIERE R., KOSSOVITCH N., *Les groupes sanguins*. Paris, J. B. Baillière et Fils, 1936.
8. NIGG C., *On the preservation of typhus fever rickettsiae in culture*. Journal of Experimental Medicine, 1935, 61, pp. 17-26.
9. NIGG C., *On the presence of typhus virus in wild rats in New York city*. Journal of Infectious Disease, 1935, 57, pp. 252-254.

10. NIGG C., *Studies on culture strains of european and murine typhus*. Journal of Experimental Medicine, 1936, 63, pp. 341-351.
11. CHASE M. W., *Studies on the sensitization of animals with simple chemical compounds. X. Antibodies inducing immediate-type skin reactions.* Journal of Experimental Medicine, 1947, 86, pp. 489-514.
12. Landsteiner et Chase utilisent un extrait du lierre vénéneux, ou sumac vénéneux (*poison ivy*), dont le principe actif est un dérivé du catéchol.
13. AVERY O. T., *Karl Landsteiner. Born 14th june 1868. Died 26th June 1943.* Journal of Pathology and Bacteriology, 1944, 56, pp., 592-603.
14. WIENER A. S., LEDERER M., POLAYES S. H., *Studies in isohemagglutination. I. Theoretical considerations.* The Journal of Immunology, 1929, 16, pp. 469-482.
15. ZIMMERMAN D. R., *Rh. The intimate history of a disease and its conquest.* New York, Mac Millan Publishing Co., 1973, p. 12. Wiener raconte ce premier contact avec Landsteiner, le sage conseil qu'il reçut alors (« *I think you will find it better, young man, always to consult original sources.* »), puis leurs bonnes relations ultérieures (« *After my initial chastisement, we became good friends.* »).
16. WIENER A. S., LEDERER M., POLAYES S. H., *A note on the paper: « Studies in isohemagglutination ».* The Journal of Immunology, 1929, 17, pp. 357-360.
17. MAZUMDAR P. M. H., *Species and specificity. An interpretation of the history of immunology.* Cambridge, Cambridge University Press, 1995, p. 363.
18. LEVINE P., STETSON R. E., *An unusual case of intra-group agglutination.* Journal of the American Medical Association, 1939, 113, pp. 126-127.
19. RACE R. R., SANGER R., *Blood groups in man. Third edition.* Oxford, Blackwell, 1958, p. 116. Robert Race et Ruth Sanger évoquent cette question avec pertinence: « *Had Levine and Stetson given a name to the blood group system which they had discovered, it, and not Rh, would have been found in the title of this chapter and of a thousand other publications.* »

20. WIENER A. S., PETERS H. R., *Hemolytic reactions following transfusions of blood of the homologous group, with three cases in which the same agglutinogen was responsible.* Annals of Internal Medicine, 1940, 13, pp. 2306-2322.
21. WIENER A. S., *Les types sanguins Rh en clinique. Nouveautés Hématologiques Américaines.* Paris, Doin, 1946, pp. 49-68. Ce texte est une version française de la conférence donnée par Wiener, à l'occasion de la remise en 1945 du Prix Alvarenga, et publiée dans le « Journal of Laboratory and Clinical Medicine » (WIENER A. S., *RH factors in clinical medicine.* 1945, 30, pp. 957-976).
22. ROSENFIELD R. E., *Who discovered Rh ? A personal glimpse of the Levine-Wiener argument.* Transfusion, 1989, 29, pp. 355-357.
23. Pour enténébrer encore un peu plus cette question (!), on s'aperçut ultérieurement que l'isoanticorps humain foeto-maternel mis en évidence par Levine et Stetson et l'hétéroanticorps de lapin anti-*Macacus rhesus* fabriqué par Landsteiner et Wiener (**c-325**) ne reconnaissaient pas les mêmes antigènes, mais des antigènes différents et quasi constamment associés : l'antigène D du système Rhésus pour l'isoanticorps humain, les antigènes d'un autre système de groupes sanguins humains, appelé LW en hommage à Landsteiner et Wiener, pour l'hétéroanticorps de lapin. Les antigènes LW sont présents sur les hématies de presque tous les individus, mais beaucoup plus abondamment chez les porteurs de l'antigène D.
24. Ronald Aylmer Fisher (1890-1962) est, à l'époque, professeur de génétique à Cambridge. En 1943, il propose, à l'instigation de Race, une organisation génétique du système Rhésus, selon trois couples de gènes allèles (Dd, Cc, Ee) sur trois locus chromosomiques contigus.
25. EDWARDS A. W. F., *R. A. Fisher's 1943 Unravelling of the Rhesus Blood-Group System.* Genetics, 2007, 175, pp. 471-476.
26. Wiener resta toujours fidèle à une organisation génétique du système Rhésus selon des gènes polyalléliques sur un

locus unique. Il traitait moqueusement Race et Fisher de « *blood group mythologists* » !

27. TIPPETT P., *A speculative model for the Rh blood groups.* Annals of Human Genetics, 1986, 50, pp. 241-247. Née en 1930, le Dr Patricia Tippett fut membre de l'Unité des Groupes Sanguins du *Medical Research Council* (*MRC Blood Group Unit*) à Londres, depuis 1958. En 1983, à la retraite de Ruth Sanger, elle lui succède à la direction du *MRC Blood Group Unit*, jusqu'à sa propre retraite en 1995.
28. Landsteiner formule sa demande à Pauling dans une lettre du 27 juin 1941: « *As I mentioned to you, I would like very much to insert a brief section written by you discussing in general the forces that act between molecules and, in particular, those possibly operative in the reactions of antibodies and antigens.* »
29. HUME D. M., MERRILL J. P., MILLER B. F., THORN G. W., *Experiences with renal homotransplantation in the human: report of nine cases.* The Journal of Clinical Investigation, 1955, 34, pp. 327-382.
30. THOMPSON J. C., *Gifts from surgical research. Contributions to patients and to surgeons (2).* Journal of the American College of Surgeons, 2000, 190, pp. 509-521.

CHAPITRE X

Finale, en forme de catalogue

1. SCHMIDT G., *Eduard Albert and the beginning of human nerve grafting.* Acta Chir. Austriaca, 1993, 25, pp. 287-288.
2. NEUBURGER M., *Heinrich von Bamberger. Der Begründer der Wiener klinischen Wochenschrift.* Wiener Klin. Wochenschrift, 1937, 50, pp. 2-4.
3. SCHAPPACHER N., *Felix Bernstein.* International Statistical Review, 2005, 73, pp. 3-7.
4. ROSES D. F., *Brahms and Billroth.* Surgery, Gynecology and Obstetrics, 1986, 163, pp. 385-398. Brahms et Billroth ont respectivement 32 et 36 ans lorsqu'ils font connaissance, à Zurich en 1865, probablement au domicile de Theodor Kirchner, pianiste et compositeur. Brahms est à

Vienne depuis 1862 ; Billroth y arrive en 1867. Leur amitié sera solide : ils font ensemble plusieurs voyages en Italie et Brahms dédie à Billroth plusieurs de ses compositions. En particulier, il dédie « à son ami le Dr Theodor Billroth, de Vienne », ses deux premiers quatuors à cordes, opus 51, respectivement en ut mineur et la mineur (ironiquement dénommés « Billroth I » et « Billroth II » par les chirurgiens mélomanes !).

5. RUTLEDGE R. H., *In commemoration of Theodor Billroth on the 150th anniversary of his birth. Billroth I : his surgical and professional accomplishments. Billroth II : his personal life, ideas, and musical friendships.* Surgery, 1979, 86, pp. 672-693.
6. La *Medizinisch-chirurgische Josephs-Akademie* fut fondée par l'Empereur Joseph II en 1784, sur le modèle de l'Académie Royale de Chirurgie de Paris. Destinée à la formation des médecins et chirurgiens de l'armée impériale, elle fut ouverte en novembre 1785, dans un bâtiment construit sur les plans de l'architecte Isidore Canevale (1730-1786). Connu sous le nom de « *Josephinum* » ce bâtiment est le siège actuel de l'institut d'histoire de la médecine de l'Université de Vienne (*25, Währingerstrasse*).
7. BERCHE P., LEFRERE J. J., *Alexis Carrel.* La Presse Médicale, 2010, 39, pp. 1089-1095.
8. KLIMA R., *Nachruf für Alfred von Decastello.* Blut, 1961, 7, pp. 45-46.
9. DUJARRIC de la RIVIERE R., KOSSOVITCH N., *Dix années de fonctionnement d'un « Centre d'étude des groupes sanguins ».* Bull. de l'Académie de Médecine, 1939, 121, pp. 487- 494.
10. LAPAGE G., *Dr. H. E. Durham.* Nature, 1945, 156, p. 742.
11. RABSON S. M., *Masters of Modern Pathology: Jakob Erdheim.* Archives of Pathology, 1959, 68, pp. 357-366.
12. BORCH-JACOBSEN M., *Les patients de Freud. Destins.* Auxerre, Sciences Humaines Editions (diffusion : Seuil), 2011, pp. 18-27.
13. NEZELOF C., *La saga des frères Flexner. L'épanouissement de l'enseignement et de la recherche en*

Amérique du Nord. La Revue du Praticien, 2007, 57, pp. 455-461.
14. KABAT E. A., *Michael Heidelberger. April 29, 1888 - June 25, 1991*. The Journal of Immunology, 1992, 148, pp. 301-307.
15. ROLAND C. G., *An underground medical school in the Warsaw ghetto, 1941-2*. Medical History, 1989, 33, pp. 399-419.
16. KALANTZIS G., SKIADAS P., LASCARATOS J., *Constantin Levaditi (1874-1953): a pioneer in Immunology and Virology*. Journal of Medical Biography, 2006, *14*, 178-182.
17. BASS M. H., *In Memoriam. Reuben Ottenberg. 1882-1959*. Journal of the Mount Sinai Hospital, New York, 1959, 26, pp. 421-423.
18. OTTENBERG R., *Studies in isoagglutination. I. Transfusion and the question of intravascular agglutination*. Journal of Experimental Medicine, 1911, 13, pp. 425-438.
19. OTTENBERG R., KALISKI D. J., *Accidents in transfusion. Their prevention by preliminary blood examination: based on an experience of one hundred twenty-eight transfusions*. Journal of the American Medical Association, 1913, 61, pp. 2138-2140.
20. ROUS P., TURNER J. R., *The preservation of living red blood cells in vitro. II. The transfusion of kept cells*. Journal of Experimental Medicine, 1916, 23, pp. 239-248.
21. LENNOX THORBURN A., *Fritz Richard Schaudinn, 1871-1906. Protozoologist of syphilis*. British Journal of Venereal Diseases, 1971, 47, pp. 459-461.
22. PREMUDA L., *Adriano Sturli (1873-1964) als Forscher und Arzt*. Neue Münchner Beiträge zur Geschichte der Medizin und Naturwissenschaften. Medizinhistorische Reihe, 1978, 7-8, pp. 327-339.
23. WHITROW M., *Wagner-Jauregg and the fever therapy*. Medical History, 1990, 34, pp. 294-310.
24. TSAY C. J., *Julius Wagner-Jauregg and the Legacy of Malarial Therapy for the Treatment of General Paresis of*

the Insane. Yale Journal of Biology and Medicine, 2013, 86, pp. 245-254.
25. ESCHERICH T., *Hermann Freiherr von Widerhofer 1832-1901.* Wiener Klin. Wochenschrift, 1907, 20, pp. 1510-1513.
26. BLED J. P., *Rodolphe et Mayerling.* Paris, Fayard, 1989, pp. 246-247.
27. REID M. E., *Alexander S. Wiener: the man and his work.* Transfusion Medicine Reviews, 2008, 22, pp. 300-316.

CHAPITRE XI
Résonance

1. CIORAN E. M., *Bréviaire des vaincus II.* Paris, L'Herne, 2011, p. 22.

ANNEXE

Bibliographie de Karl Landsteiner, établie par les bibliothécaires de l'institut Rockefeller et par Merrill W. Chase, publiée dans *The Journal of Immunology* (1944, 48, pp. 1-16). Dans le texte, ces travaux sont cités par leur numéro précédé de la lettre « c » (pour Chase). La présentation originale de 1944 a été, pour l'essentiel, respectée [a] (*Copyright 1944. The American Association of Immunologists, Inc*).

1892

1. LANDSTEINER K. Ueber den Einfluss der Nahrung auf die Zusammensetzung der Blutasche. (Z. physiol. Chem. 1892, 16, 13-19)
2. FISCHER E., LANDSTEINER K. Ueber den Glycolaldehyd. (Ber. deut. chem. Gesell. 1892, 25, 2549-2554)

1893

3. BAMBERGER E., LANDSTEINER K. Das Verhalten des Diazobenzols gegen Kaliumpermanganat. (Ber. deut. chem. Gesell. 1893, 26, 482-495)

1894

4. LANDSTEINER K. Ueber Cholsäure. (Z. physiol. Chem. 1894, 19, 285-288)

1895

5. LANDSTEINER K. Ueber die Farbenreaktion der Eiweisskörper mit salpetriger Säure und Phenolen. (Centr. Physiol. 1894/95, 8, 773-774)
6. LANDSTEINER K. Ueber die Farbenreaktion der Eiweisskörper mit salpetriger Säure und Phenolen. Nachtrag. (Centr. Physiol. 1895/96, 9, 433-434)

[a] Les modifications, minimes, concernent l'harmonisation des références bibliographiques (dates, paginations, abréviations, orthographe), ainsi que la correction de quelques erreurs orthographiques et typographiques.

1896

7. SCHOLL R., LANDSTEINER K. Reduction der Pseudonitrole zu Ketoximen. (Ber. deut. chem. Gesell. 1896, 29, 87-90)

1897

8. LANDSTEINER K. Ueber die Folgen der Einverleibung sterilisirter Bakterienculturen. (Wien. klin. Woch. 1897, 10, 439-444)

1898

9. AUSTERLITZ L., LANDSTEINER K. Ueber die Bakteriendichtigkeit der Darmwand. (Centr. Bakt. Orig. 1898, 23, 286-288)
10. AUSTERLITZ L., LANDSTEINER K. Ueber die Bakteriendichtigkeit der Darmwand. (Sitzungsber. k. Akad. Wissensch., Math.-naturwissensch. Cl., Wien. Abt.3, 1898, 107, 33-67)
11. LANDSTEINER K. Ueber die Wirkung des Choleraserums ausserhalb des Tierkörpers. (Centr. Bakt. Orig. 1898, 23, 847-852)

1899

12. LANDSTEINER K. Zur Kenntnis der spezifisch auf Blutkörperchen wirkenden Sera. (Centr. Bakt. Orig. 1899, 25, 546-549)

1900

13. LANDSTEINER K. Zur Kenntnis der antifermentativen, lytischen und agglutinierenden Wirkungen des Blutserums und der Lymphe. (Centr. Bakt. Orig. 1900, 27, 357-362)

1901

14. LANDSTEINER K. Zur Kenntnis der Mischgeschwülste der Speicheldrüsen. (Z. Heilk. 1901, 22, 1-18)
15. DONATH J., LANDSTEINER K. Ueber antilytische Sera. (Wien. klin. Woch. 1901, 14, 713-714)
16. LANDSTEINER K. Ueber degenerative Veränderungen der Nierenepithelien. (Wien. klin. Woch. 1901, 14, 956-958)
17. LANDSTEINER K. Ueber Agglutinationserscheinungen normalen menschlichen Blutes. (Wien. klin. Woch. 1901, 14, 1132-1134)

18. HALBAN J., LANDSTEINER K. Ueber Unterschiede des fötalen und mütterlichen Serums und über eine fällungshemmende Wirkung des Normalserums. (Vorläufige Mittheilung) (Wien. klin. Woch. 1901, 14, 1270-1271)

1902

19. LANDSTEINER K., STURLI A. Ueber die Hämagglutinine normaler Sera. (Wien. klin. Woch. 1902, 15, 38-40)
20. HALBAN J., LANDSTEINER K. Ueber Unterschiede des fötalen und mütterlichen Blutserums und über eine agglutinations- und fällungshemmende Wirkung des Normalserums. (Münch. med. Woch. 1902, 49, 473-476)
21. LANDSTEINER K. Review of « Arbeiten aus der pathologisch-anatomischen Abtheilung des königlichen hygienischen Institutes zu Posen. » (Herrn Geh. Rath Dr. R. Wirchow zur Feier seines 80. Geburtstages.) Wiesbaden, Bergmann, 1901. (Wien. klin. Rundschau 1902, 16, 460)
22. LANDSTEINER K., CALVO A. Zur Kenntnis der Reaktionen des normalen Pferdeserums. (Centr. Bakt. Orig. 1902, 31, 781-786)
23. HALBAN J., LANDSTEINER K. Zur Frage der Präcipitationsvorgänge. (Centr. Bakt. Orig. 1902, 32, 457-458)
24. DONATH J., LANDSTEINER K. Zur Frage der Makrocytase. (Wien. klin. Rundschau 1902, 16, 773-774)
25. LANDSTEINER K. Beobachtungen über Hämagglutination. (Wien. klin. Rundschau 1902, 16, 774)
26. LANDSTEINER K. Ueber Serumagglutinine. (Münch. med. Woch. 1902, 49, 1905-1908)

1903

27. LANDSTEINER K., von EISLER M. Ueber Präzipitin-Reaktionen des menschlichen Harnes. (Wien. klin. Rundschau 1903, 17, 10)
28. LANDSTEINER K., RICHTER M. Ueber die Verwerthbarkeit individueller Blutdifferenzen für die forensische Praxis. (Z. für Medizinalbeamte 1903, 16, 85-89)
29. DONATH J., LANDSTEINER K. Ueber antilytische Sera und die Entstehung der Lysine. (Z. Hyg. 1903, 43, 552-580)
30. LANDSTEINER K. Ueber trübe Schwellung. (Beitr. path. Anat. 1903, 33, 237-280)

31. LANDSTEINER K., JAGIC N. Ueber die Verbindungen und die Entstehung von Immunkörpern. (Münch. med. Woch. 1903, 50, 764-768)
32. LANDSTEINER K. Bemerkung zu der Arbeit von K. Glaessner « Ueber antitryptische Wirkung des Blutes. » (Beitr. chem. Physiol. u. Pathol. 1903, 4, 262)
33. LANDSTEINER K. Ueber Beziehungen zwischen dem Blutserum und den Körperzellen. (Münch. med. Woch. 1903, 50, 1812-1814)

1904

34. LANDSTEINER K., JAGIC N. Ueber Analogien der Wirkungen kolloidaler Kieselsäure mit den Reaktionen der Immunkörper und verwandter Stoffe. (Wien. klin. Woch. 1904, 17, 63-64)
35. LANDSTEINER K. Ueber das Sarkom der Gallenblase. (Wien. klin. Woch. 1904, 17, 163-165)
36. LANDSTEINER K., STOERK O. Ueber eine eigenartige Form chronischer Cystitis (v. Hansemann's « Malakoplakie»). (Beitr. path. Anat. 1904, 36, 131-151)
37. LANDSTEINER K., von EISLER M. Zur Arbeit von Hans Friedenthal: « Weitere Versuche über die Reaktion auf Blutverwandtschaft ». (Wien. klin.-therap. Woch. 1904, 11, 656-657)
38. LANDSTEINER K., von EISLER M. Ueber die Wirkungsweise hämolytischer Sera. (Wien. klin. Woch. 1904, 17, 676-678)
39. LANDSTEINER K., JAGIC N. Ueber Reaktionen anorganischer Kolloide und Immunkörperreaktionen. (Münch. med. Woch. 1904, 51, 1185-1189)
40. DONATH J., LANDSTEINER K. Ueber paroxysmale Hämoglobinurie. (Münch. med. Woch. 1904, 51, 1590-1593)
41. LANDSTEINER K., MUCHA V. Ueber Fettdegeneration der Nieren. (Centr. allg. Path. 1904, 15, 752-755)

1905

42. LANDSTEINER K. Ueber die Unterscheidung von Fermenten mit Hilfe von Serumreaktionen. (Centr. Bakt. Orig. 1905, 38, 344-346)
43. LANDSTEINER K., von EISLER M. Über die Wirkung der Hämolysine. (Wien. klin. Rundschau 1905, 19, 220-221; 421)

44. LANDSTEINER K., LEINER K. Ueber Isolysine und Isoagglutinine im menschlichen Blut. (Centr. Bakt. Orig. 1905, 38, 548-555)
45. LANDSTEINER K. Bemerkung zur Mitteilung von Jean Billitzer : Theorie der Kolloide. II . (Z. Physikal. Chem. 1905, 51, 741-742)
46. FINGER E. A first report of work of Finger E., and Landsteiner K., on « Untersuchungen über die Syphilis der Affen. » (K. Akad. der Naturwissenschaften, Wien. Math.-naturwissensch. Cl., Anzeiger, 1905, 42, 219-224)
47. FINGER E., LANDSTEINER K. Untersuchungen über Syphilis an Affen. Erste Mitteilung (Sitzungsber. k. Akad. Wissensch., Math.-natuswissensch. Cl., Wien. Abt. 3, 1905, 114, 497-539; also, Arch. Dermat. u. Syph. 1906, 78, 335-368)
48. LANDSTEINER K., REICH M. Ueber die Verbindungen der Immunkörper. (Centr. Bakt. Orig. 1905, 39, 83-93)
49. LANDSTEINER K., REICH M. Über Unterschiede zwischen normalen und Immunagglutininen. (Wien. klin. Rundschau 1905, 19, 568-569)
50. LANDSTEINER K., von EISLER M. Ueber Agglutinin- und Lysinwirkung. (Centr. Bakt. Orig. 1905, 39, 309-319)
von EISLER M. Ueber Antihämolysine. (Wien. klin. Woch. 1905, 18, 721-725)
51. LANDSTEINER K. Darmverschluss durch eingedicktes Meconium; Pankreatitis. (Centr. allg. Path. 1905, 16, 903-907)
52. LANDSTEINER K., REICH M. Ueber Unterschiede zwischen normalen und durch Immunisierung entstandenen Stoffen des Blutserums. (Centr. Bakt. Orig. 1905, 39, 712-717)
53. FINGER E. A report of work of Finger E., and Landsteiner K. (Fortsetzung der Untersuchungen über Syphilisimpfungen an Affen.) (K. Akad. der Naturwissenschaften, Wien. Math.-naturwissensch. Cl., Anzeiger, 1905, 42, 448-449)

1906

54. LANDSTEINER K., UHLIRZ R. Ueber die Adsorption von Eiweisskörpern. I. Mitteilung. (Centr. Bakt. Orig. 1906, 40, 265-270)
55. LANDSTEINER K., STANKOVIC R. Ueber die Adsorption von Eiweisskörpern und über Agglutininverbindungen. II. Mitteilung. (Centr. Bakt. Orig. 1906, 41, 108-117)
56. DONATH J., LANDSTEINER K. Ueber paroxysmale Hämoglobinurie. (Z. klin. Med. 1906, 58, 173-189)

57. LANDSTEINER K. Bemerkungen zu der vorläufigen Mitteilung über Hämolysinbildung von Bang und Forssman. (Centr. Bakt. Orig. 1906, 40, 723)

58. FINGER E., LANDSTEINER K. Untersuchungen über Syphilis an Affen. II.Mitteilung. (Sitzungsber. k. Akad. Wissensch. , Math.-naturwissensch. Cl., Wien. Abt. 3, 1906, 115, 179-200; also, Arch. Dermat. u. Syph. 1906, 81, 147-166)

59. LANDSTEINER K. Ueber Tumoren der Schweissdrüsen. (Beitr. path. Anat. 1906, 39, 316-332)

60. LANDSTEINER K. Ueber Adsorptionsverbindungen. (Abstract.) (Centr. Bakt. Ref. 1906, 38, Beil., 25-26)

61. LANDSTEINER K. Ueber den Immunisierungsprozess. (Abstract.) (Centr. Bakt. Ref. 1906, 38, Beil., 26-27)

62. LANDSTEINER K., FINGER E. Ueber Immunität bei Syphilis. (Abstract.) (Centr. Bakt. Ref. 1906, 38, Beil., 107-108)

63. LANDSTEINER K. Beobachtungen über das virus der Hühnerpest. (Centr. Bakt. Ref. 1906, 38, 540-542)

64. LANDSTEINER K. STANKOVIC R. Ueber die Bindung von Komplement durch suspendierte und kolloid gelöste Substanzen. III. Mitteilung über die Adsorptionsverbindungen. (Centr. Bakt. Orig. 1906, 42, 353-356)

65. LANDSTEINER K. BOTTERI A. Ueber Verbindungen von Tetanustoxin mit Lipoiden. IV. Mitteilung über Adsorptionsverbindungen. (Centr. Bakt. Orig. 1906, 42, 562-566)

66. LANDSTEINER K. MUCHA V. Zur Technik der Spirochaetenuntersuchung. (Wien. klin. Woch. 1906, 19, 1349-1350)

67. LANDSTEINER K. Bemerkungen zu der Mitteilung von U. Friedemann und H. Friedenthal : Beziehungen der Kernstoffe zu den Immunkörpern. (Centr. Physiol. 1906/07, 20, 657-658)

1907

68. FINGER E. Untersuchungen über Immunität bei Syphilis [Finger and Landsteiner]. (Verhandl. deut. dermat. Gesell. 9th Kongress, 1906. 1907, 251-255)

69. LANDSTEINER K. Zu der Erwiderung von Friedemann und Friedenthal. (Centr. Physiol. 1906/07, 20, 806)

70. MUCHA V., LANDSTEINER K. Fortsetzung ihrer Untersuchungen über die Spirochaete pallida (mit Hilfe der Dunkelfeldbeleuchtung). (Wien. klin. Woch. 1907, 20, 209)

71. LANDSTEINER K., MUCHA V. Beobachtungen über Spirochaete pallida. (Abstract.) (Centr. Bakt. Ref. 1907, 39, 540-541)
72. LANDSTEINER K. Ueber das Carcinom der Leber. (Sitzungsber. k. Akad. Wissensch., Math.-naturwissensch. Cl. Wien. Abt. 3, 1907, 116, 175-246)
73. DAUTWITZ F., LANDSTEINER K. Ueber Beziehungen der Lipoide zur Serumhämolyse. (Beitr. chem. Physiol. u. Path. 1907, 9, 431-452)
74. LANDSTEINER K. Plattenepithelkarzinom und Sarkom der Gallenblase in einem Falle von Chlolithiasis. (Z. klin. Med. 1907, 62, 427-433)
MÜLLER R. Komplementbindung durch die Zerebrospinalflüssigkeit von Kranken mit progressiver Paralyse. (Wien. klin. Woch. 1907, 20, 514-515)
75. LANDSTEINER K., EHRLICH H. Über lipoide bakterizide Zellstoffe. (Wien. klin. Rundschau 1907, 21, 526)
76. HEYROVSKY H., LANDSTEINER K. Ueber Hämotoxine des Milzbrandbacillus und verwandter Bakterien. (Centr. Bakt. Orig. 1907, 44, 150-160)
77. LANDSTEINER K., RAUBITSCHEK H. Beobachtungen über Hämolyse und Hämagglutination. (Wien. klin. Rundschau 1907, 21, 748)
78. DONATH J., LANDSTEINER K. Weitere Beobachtungen über paroxysmale Hämoglobinurie. (Centr. Bakt. Orig. 1907, 45, 205-213)
79. LANDSTEINER K., EHRLICH H. Ueber bakterizide Wirkungen von lipoiden und ihre Beziehung zur Komplementwirkung. (Centr. Bakt. Orig. 1907, 45, 247-257)
80. LANDSTEINER K., MÜLLER R., PÖTZL O. Ueber Komplementbindungsreaktionen mit dem Serum von Dourinetieren. (Wien. klin. Woch. 1907, 20, 1421-1422)
81. LANDSTEINER K., MÜLLER R., PÖTZL O. Zur Frage der Komplementbindungsreaktionen bei Syphilis. (Wien. klin. Woch. 1907, 20, 1565-1567)
82. LANDSTEINER K., RAUBITSCHEK H. Beobachtungen über Hämolyse und Hämagglutination. (Centr. Bakt. Orig. 1907, 45, 660-667)

1908

83. LANDSTEINER K., REICH M. Ueber den Immunisierungsprozess. (Z. Hyg. 1908, 58, 213-232)

84. LANDSTEINER K., MÜLLER R. Bemerkungen zu der Mitteilung: « Ueber die Beeinflussung von Antistoffen durch alkoholische Organextrakte. » (Wien. klin. Woch. 1908, 21, 230)
85. LANDSTEINER K., PAULI W. Elektrische Wanderung der Immunstoffe. (Wien. med. Woch. 1908, 58, 1009-1011; also, Verhandl. XXV Kong. inn. Med. 1908, 25, 571-574). (Abstract in Wien. klin. Woch. 1908, 21, 1201)
86. LANSTEINER K. Immunität und Serodiagnostik bei menschlicher Syphilis. (XIV Intern. Kong. für Hyg. u. Demographie, Berlin, 23-29 Sept. 1907, Section I) (Centr. Bakt. Ref. 1908, 41, 232)
87. LANDSTEINER K. Bemerkungen zu dem Artikel von Emmerich und Löw. [Sind die bakteriziden Bestandteile der Pyozyanase Lipoide? -pp. 839-842] (Wien. klin. Woch. 1908, 21, 843)
88. LANDSTEINER K. Bemerkungen zur Kenntnis der übertragbaren tierischen Tumoren. (Wien. klin. Woch. 1908, 21, 1549-1550)
89. DONATH J., LANDSTEINER K. Zu dem Artikel von W. Czernecki in der Wiener klin. Wochenschrift 1908, Nr 42. Hämoglobinurie und Hämolyse. (Wien. klin. Woch. 1908, 21, 1565-1566)
90. LANDSTEINER K. Bemerkungen zu dem Aufsatze von Robertson über die Theorie der Adsorption. (Z. Chem. u. Ind. d. Koll. 1908, 3, 221-224)
91. LANDSTEINER K. Immunität und Serodiagnostik bei menschlicher Syphilis. (Centr. Bakt. Ref. 1908, 41, 785-795)
92. LANDSTEINER K. [Demonstriert mikroskopische Präparate von einem menschlichen und zwei Affenrückenmarken (Poliomyelitis)] (Wien. klin. Woch. 1908, 21, 1830)
93. LANDSTEINER K., RAUBITSCHEK H. Ueber die Adsorption von Immunstoffen. V. Mitteilung. (Biochem. Z. 1908/09, 15, 33-51)
94. LANDSTEINER K. Ueber das Streptokokkenlysin. (Centr. Bakt. Ref. 1908/09, 42, 785)

1909

95. GRAF R., LANDSTEINER K. Versuche über die Giftigkeit des Blutserums bei Eklampsie. (Centr. Gynäk. 1909, 33, 142-152)

96. LANDSTEINER K. Zu der Mitteilung von C. Bezzola: «Über die bakteriolytischen Eigenschaften des Paratyphus-B-Immunserums. » (Centr. Bakt. Orig. 1909, 51, 432)
97. LANDSTEINER K., von RAUCHENBICHLER R. Ueber das Verhalten des Staphylolysins beim Erwärmen. (Z. Immunitätsf. Orig. 1908/09, 1, 439-448)
MÜLLER R. (Report on experiments of Müller and Landsteiner on use of alcoholic extract of normal organs as antigen in Wassermann reaction.) (Wien. med. Woch. 1909, 59, 286)
98. LANDSTEINER K., FÜRTH J. Ueber die Reaktivierung von hämolytischem Immunserum durch Lösungen von Hämotoxinen und durch Kaltblütersera. (Wien. klin. Woch. 1909, 22, 231-232)
99. LANDSTEINER K., FÜRTH J. Nachträgliche Bemerkungen zu unserer Mitteilung: Ueber die Reaktivierung von hämolytischem Immunserum etc. (Wien. klin. Woch. 1909, 22, 606-607)
100. LANDSTEINER K., POPPER E. Uebertragung der Poliomyelitis acuta auf Affen. (Z. Immunitätsf. Orig. 1909, 2, 377-390)
101. LANDSTEINER K. Bemerkungen zu der Mitteilung von P. Krause und E. Meinicke: Zur Aetiologie der akuten epidemischen Kinderlähmung. (Deut. med. Woch. 1909, 35, 1975-1976)
102. LANDSTEINER K. Die Theorien der Antikörperbildung. (Wien. klin. Woch. 1909, 22, 1623-1631; also Ergebn. wiss. Med. 1909/10, 1, 185-207)
103. LANDSTEINER K., LEVADITI C. La transmission de la paralysie infantile aux singes. (Compt. Rend. Soc. Biol. 1909, 67, 592-594)
104. LEVADITI C., LANDSTEINER K. La transmission de la paralysie infantile au chimpanzé. (Compt. Rend. Acad. Sci. 1909, 149, 1014-1016)
105. LANDSTEINER K., LEVADITI C. La paralysie infantile expérimentale (Deuxième note). (Compt. Rend. Soc. Biol. 1909, 67, 787-789)

1910

106. LANDSTEINER K. Hämagglutination und Hämolyse. (Oppenheimer C., ed., Handbuch der Biochemie, Jena, Fischer, 1910, 2, T.1, 395-541)

107. LANDSTEINER K. Immunität gegen Körperzellen und Neubildungen (Cytotoxine). (Oppenheimer C., ed., Handbuch der Biochemie, Jena, Fischer, 1910, 2, T.1, 542-551)
108. LEVADITI C., LANDSTEINER K. La paralysie infantile expérimentale. (Compt. Rend. Acad. Sci. 1910, 150, 55-57)
109. LEVADITI C., LANDSTEINER K. Recherches sur la paralysie infantile expérimentale. (Compt. Rend. Acad. Sci. 1910, 150, 131-132)
110. LANDSTEINER K., PRASEK E. Uebertragung der Poliomyelitis acuta auf Affen. II.Mitteilung. (Z. Immunitätsf. Orig. 1909/1910, 4, 584-589)
111. LEVADITI C., LANDSTEINER K. La poliomyélite expérimentale (Cinquième note) (Compt. Rend. Soc. Biol. 1910, 68, 311-313)
112. LEVADITI C., LANDSTEINER K. Etude expérimentale de la poliomyélite aiguë (Sixième note) (Compt. rend. Soc. Biol. 1910, 68, 417-418)
113. LANDSTEINER K. Wirken Lipoide als Antigene? (Jahresber. Ergebn. Immunitätsf. 1910, 6, Abt. 1, 209-226)
114. LEVADITI C., LANDSTEINER K. Action exercée par le thymol, le permanganate de potasse et l'eau oxygénée sur le virus de la poliomyélite aiguë. (Compt. Rend. Soc. Biol. 1910, 68, 740-741)
115. HERZ A., LANDSTEINER K. Ueber das Verhalten pathologischer Sera zur Saponinhämolyse. (Med. Klin. 1910, 6, 1062-1063)
116. LANDSTEINER K., LEVADITI C. Etude expérimentale de la Poliomyélite aiguë [Maladie de Heine-Medin] (Ann. Inst. Pasteur 1910, 24, 833-876)
117. LANDSTEINER K., WELECKI S. Ueber den Einfluss konzentrierter Lösungen von Salzen und Nichtelektrolyten auf die Agglutination und Agglutininbildung. (Z. Immunitätsf. Orig. 1910, 8, 397-403)

1911

118. LANDSTEINER K., Technik der Untersuchungen über Poliomyelitis acuta (Heine-Medinsche Krankheit). (Kraus R., Levaditi C., eds., Handbuch der Technik und Methodik der Immunitätsforschung, Jena, Fischer, 1911, Ergänzungbd. 1, 458-464)

119. LANDSTEINER K., LEVADITI C., PRASEK E. Tentatives de transmission de la scarlatine au chimpanzé. (Compt. Rend. Soc. Biol. 1911, 70, 641-643)
120. LANDSTEINER K., LEVADITI C., PRASEK E. Etude expérimentale du pemphigus infectieux aigu. (Compt. Rend. Soc. Biol. 1911, 70, 643-645)
121. LANDSTEINER K., LEVADITI C., PRASEK E. Tentatives de transmission de la scarlatine au chimpanzé. (Compt. Rend. Acad. Sci. 1911, 152, 1190-1192)
122. LANDSTEINER K. Bemerkungen zu der Abhandlung von Traube : Die Resonanztheorie, eine physikalische Theorie der Immunitätserscheinungen. (Z. Immunitätsf. Orig. 1911, 9, 779-786)
123. LANDSTEINER K., LEVADITI C., PASTIA C. Recherche du virus dans les organes d'un enfant atteint de poliomyélite aiguë. (Compt. Rend. Acad. Sci. 1911, 152, 1701-1702)
124. LANDSTEINER K., LEVADITI C., PRASEK E. Contribution à l'étiologie du Pemphigus infectieux aigu. (Compt. Rend. Soc. Biol. 1911, 70, 1026-1028)
125. LANDSTEINER K., PRASEK E. Ueber die Beziehung der Antikörper zu der präzipitablen Substanz des Serums. (Z. Immunitätsf. Orig. 1911, 10, 68-102)
126. LANDSTEINER K., LEVADITI C., PRASEK E. Essais de transmission de la scarlatine aux singes. (Ann. Inst. Pasteur 1911, 25, 754-775)
127. LANDSTEINER K., LEVADITI C., PASTIA M. Etude expérimentale de la poliomyélite aiguë (maladie de Heine-Medin). Second mémoire. (Ann. Inst. Pasteur 1911, 25, 805-829)
128. LANDSTEINER K., LEVADITI C., DANULESCO. Présence du virus de la poliomyélite dans l'amygdale des singes paralysés et son élimination par le mucus nasal. (Compt. Rend. Soc. Biol. 1911, 71, 558-560)

1912

129. LANDSTEINER K. Experimentelle Syphilis. (Finger E., Jadassohn J., Ehrmann S., Gross S. eds., Handbuch der Geschlechtskrankheiten, Wien, Hölder, 1912, 2, 873-895)
130. LANDSTEINER K., LEVADITI C., DANULESCO. Contribution à l'étude de la scarlatine expérimentale. (Compt. Rend. Soc. Biol. 1912, 72, 358-360)

131. LANDSTEINER K., PRASEK E. Ueber die bindenden und immunisierenden Substanzen der Blutkörperchen. (Z. Immunitätsf. Orig. 1912, 13, 403-420)
132. LANDSTEINER K., ROCK H. Untersuchungen über Komplementwirkung. Hämolyse durch Kieselsäure und Komplement. (Z. Immunitätsf. Orig. 1912, 14, 14-32)
133. LANDSTEINER K., BERLINER M. Ueber die Kultivierung des Virus der Hühnerpest. (Centr. Bakt. Orig. 1912, 67, 165-168)
DONATH J. (Comments on cases of paroxysmal hemoglobinuria, and use of complement-fixation). (Mitt. Gesell. f. inn. Med. u. Kinderheilk. Wien, 1912, 11, 47; 1913, 12, 308)

1913
134. LANDSTEINER K. Aetiologie der Poliomyelitis und die Möglichkeit ihrer Verhütung. (Trans. 15th Internat. Congr. Hyg. and Demography, Washington, D.C. Sept. 23-28, 1912. 1913, 1, 582)
135. LANDSTEINER K. Kolloide und Lipoide in der Immunitätslehre. (Kolle W., von Wassermann A., Handbuch der pathogenen Mikroorganismen, Jena, Fischer, 1913, ed. 2, 2, 1241-1300)
136. LANDSTEINER K. Poliomyelitis acuta. (Kolle W., von Wassemann A., Handbuch der pathogenen Mikroorganismen, Jena, Fischer, 1913, ed. 2, 8, 427-462)
137. LANDSTEINER K. Zur Frage der Spezifizität der Immunreaktionen und ihrer kolloidchemischen Erklärbarkeit. (Biochem. Z. 1913, 50, 176-184)
138. LANDSTEINER K., PRASEK E. Ueber die bindenden und immunisierenden Substanzen der roten Blutkörperchen. II. Mitteilung über Blutantigene. (Z. Immunitätsf. Orig. 1913, 17, 363-377)
139. LANDSTEINER K. Zu der Mitteilung über die Bildung bakteriolytischer Immunkörper von Bail und Rotky. (Z. Immunitätsf. Orig. 1913, 18, 220-222)
GUSSENBAUER R. Ueber eine zu Komplementbindung führende, durch Temperaturerniedrigung beförderte Reaktion. (Z. Immunitätsf. Orig. 1913, 18, 616-621)
140. DONATH J., LANDSTEINER K. Die Serumreaktion bei paroxysmaler Hämoglobinurie. Bemerkungen zu der Mitteilung von C. H. Browning und H. F. Watson im Journal

of Pathology and Bacteriology, vol. 17, 1912, p. 117. (Z. Immunitätsf. Orig. 1913, 18, 701-704)

141. LANDSTEINER K., PRASEK E. Ueber Säureflockung der Blutstromata. III. Mitteilung über Blutantigene. (Z. Immunitätsf. Orig. 1913/14, 20, 137-145)

PRASEK E. Ueber die Wärmeresistenz von normalen und Immunagglutininen. (Z. Immunitätsf. Orig. 1913/14, 20, 146-159)

142. LANDSTEINER K., PRASEK E. Ueber die Aufhebung der Artspezifizität von Serumeiweiss. IV. Mitteilung über Antigene. (Z. Immunitätsf. Orig. 1913/14, 20, 211-237)

143. LANDSTEINER K. Ueber einige Eiweissderivate. (Biochem. Z. 1913/14, 58, 362-364)

1914

144. LANDSTEINER K., SCHLAGENHAUFER F., WAGNER von JAUREGG J. Experimentelle Untersuchungen über die Aetiologie des Kropfes. (Sitzungsber. k. Akad. Wissensch. , Math.-naturwissensch. Cl. Wien. Abt. 3, 1914, 123, 35-76)

145. LANDSTEINER K., JABLONS B. Ueber die Bildung von Antikörpern gegen verändertes arteigenes Serumeiweiss. V. Mitteilung über Antigene. (Z. Immunitätsf. Orig. 1913/14, 20, 618-621)

146. LANDSTEINER K., JABLONS B. Ueber die Antigeneigenschaften von acetyliertem Eiweiss. VI. Mitteilung über Antigene. (Z. Immunitätsf. Orig. 1914, 21, 193-201)

147. LANDSTEINER K., PRASEK E. Notiz zu der Mitteilung über Immunisierungsversuche mit Lipoproteinen. (Biochem. Z. 1914, 61, 191-192)

148. HERZIG J., LANDSTEINER K. Über die Methylierung von Eiweissstoffen. (Biochem. Z. 1914, 61, 458-463)

149. LANDSTEINER K. Ätiologie und ätiologische Therapie der Pest. (Vorträge über Epidemiologie. Abgehalten am 21-26 September 1914 in Wien.) (Wien. Med. Woch. 1914, 64, 2221-2224; Österr. Sanitätswesen. 1914, 26, Beil. zur Nr. 46, pp. 60-63)

150. LANDSTEINER K. Über Serumbehandlung. (Vorträge über Epidemiologie. Abgehalten am 21-26 September 1914 in Wien.) (Österr. Sanitätswesen. 1914, 26, Beil. zur Nr. 46, pp. 21-24)

151. LANDSTEINER K. Serotherapie der Seuchen. [formal presentation of n.150] (Klin.-therap. Woch. 1914, 21, 1069-1071; abstracted in Wien. med. Woch. 1914, 64, 2157-2159)
152. LANDSTEINER K. Die Cytotoxine. [completed for Kraus R., Levaditi C., eds. Handb. d. Immunitätsf. und experimentellen Therapie, Bd. I, 1914 (Zweite Auflage des Handbuches der Technik und Methodik der Immunitätsf.), unpublished due to intervention of war]
153. LANDSTEINER K. Pflanzliche Hämagglutinine. [completed for Kraus R., Levaditi C., eds. Handb. d. Immunitätsf. und experimentellen Therapie, Bd. IV, 1914 (Zweite Auflage des Handbuches der Technik und Methodik der Immunitätsf.), unpublished due to intervention of war]
154. HERZIG J., LANDSTEINER K. Über die Einwirkung von alkoholischen Säuren auf Eiweissstoffe. (Biochem. Z. 1914, 67, 334-337)

1915

155. LANDSTEINER K., LAMPL H. Untersuchung der Spezifizität von Serumreaktionen durch Einführung verschiedenartiger Gruppen in Eiweiss. (Centr. Physiol. 1915, 30, 329-330)

1916

156. LANDSTEINER K. Serumdiagnostik der Syphilis. (Finger E., Jadassohn J., Ehrmann S., Gross S. eds. Handbuch der Geschlechtskrankheiten. Wien, Hölder, 1916, 3, 2357-2405)
157. LANDSTEINER K., PRASEK E. Über acetylierte Eiweisskörper. (Biochem. Z. 1916, 74, 388-393)
158. LANDSTEINER K. (bacteriological investigation of polymyositis) (Wien. klin. Woch. 1916, 29, 930)
159. LANDSTEINER K. Ueber knötchenförmige Infiltrate der Niere bei Scharlach. (Beitr. path. Anat. 1916, 62, 227-232)
160. HAUSMANN W., LANDSTEINER K. Ueber das Vorkommen hämorrhagischer Nephritis bei Infektion mit Paratyphusbazillen A und B. (Wien. med. Woch. 1916, 66, 1247)

1917

161. LANDSTEINER K. Ueber die Aetiologie der Polymyositis. (Svenska Läkaresällskapets. 1917, 43, 759-774)

162. LANDSTEINER K. Ueber die Antigeneigenschaften von methyliertem Eiweiss. VII. Mitteilung über Antigene. (Z. Immunitätsf. Orig. 1917, 26, 122-133)

163. LANDSTEINER K., LAMPL H. Ueber die Einwirkung von Formaldehyd auf Eiweissantigen. VIII. Mitteilung über Antigene. (Z. Immunitätfs. Orig. 1917, 26, 133-141)

164. LANDSTEINER K., BARRON C. Ueber die Einwirkung von Säure und Lauge auf Serumeiweissantigen (Restitution der Antigeneigenschaft). IX. Mitteilung über Antigene. (Z. Immunitätsf. Orig. 1917, 26, 142-153)

165. LAMPL H., LANDSTEINER K. Quantitative Untersuchungen über die Einwirkung von Komplement auf Präzipitate. (Z. Immunitätsf. Orig. 1917, 26, 193-198)

166. LANDSTEINER K., LAMPL H. Ueber Antigene mit verschiedenartigen Acylgruppen. X. Mitteillung über Antigene. (Z. Immunitätsf. Orig. 1917, 26, 258-276)

167. LANDSTEINER K., LAMPL H. Ueber die Antigeneigenschaften von Azoproteinen. XI. Mitteilung über Antigene. (Z. Immunitätsf. Orig. 1917, 26, 293-304)

1918

168. HERZIG J., LANDSTEINER K. Ueber die Methylierung der Eiweissstoffe. (Sitzungsber. k. Akad. Wissensch., Math.-naturwissensch. Cl. , Wien. Abt. 2B. 1918, 127, 71-86; also, Monatsch. Chem. 1918, 39, 269-284)

169. LANSTEINER K., LAMPL H. Über die Abhängigkeit der serologischen Spezifizität von der chemischen Struktur. (Darstellung von Antigenen mit bekannter chemischer Konstitution der spezifischen Gruppen). XII. Mitteilung über Antigene. (Biochem. Z. 1918, 86, 343-394)

170. LANDSTEINER K., HAUSMANN W. Einige Beobachtungen über das Fleckfiebervirus. (Med. Klin. 1918, 14, 515-518)

LAMPL H. Ueber einen neuen Typus von Dysenteriebazillen (Bact. dysenteriae Schmitz). (Wien. klin. Woch. 1918, 30, 835-837); (see also remarks by Landsteiner K., in Wien. klin. Woch. 1915, 28, 485)

1919

171. LANDSTEINER K. Über die Bedeutung der Proteinkomponente bei den Präzipitinreaktionen der Azoproteine. XIII. Mitteilung über Antigene. (Biochem. Z. 1918/19, 93, 106-118)

1920

172. LANDSTEINER K. Spezifische Serumreaktionen mit einfach zusammengesetzten Substanzen von bekannter Konstitution (organischen Säuren). XIV. Mitteilung über Antigene und serologische Spezifizität. (Biochem. Z. 1920, 104, 280-299)
173. HERZIG J., LANDSTEINER K. Zur Einwirkung von Diazomethan auf Aminosaüren. (Biochem. Z. 1920, 105, 111-114)
174. LANDSTEINER K., EDELMANN A. Beitrag zur Kenntnis der anatomischen Befunde bei polyglandulärer Erkrankung (Insuffisance polyglandulaire). (Frankf. Z. Path. 1920, 24, 339-353)

1921

175. LANDSTEINER K. Over de serologische Specificiteit van het haemoglobine van verschillende diersoorten. (K. Akad. Wetenschappen te Amsterdam. Verslag van de gewone vergaderingen der wis-en natuurkundige. Afdeeling. 1920/21, 29, 1029-1034)
176. LANDSTEINER K. Over heterogenetisch antigeen. (K. Akad. Wetenschappen te Amsterdam. Verslag van de gewone vergaderingen der wis-en natuurkundige. Afdeeling. 1920/21, 29, 1118-1121)
177. LANDSTEINER K. Bemerkungen über Isoagglutination anlässlig einer Mitteilung von R. Zimmermann. (Zentr. Gynäk. 1921, 45, 662-665, Nr. 19)
178. LANDSTEINER K. Nachtrag zu der Mitteilung in diesem Zentralblatt Nr. 19. (Zentr. Gynäk. 1921, 45, 1153)
179. LANDSTEINER K. Über heterogenetisches Antigen und Hapten. XV. Mitteilung über Antigene. (Biochem. Z. 1921, 119, 294-306)
180. LANDSTEINER K. Over het samenstellen van heterogenetisch antigeen uit hapteen en proteine. (K. Akad. Wetenschappen te Amsterdam. Verslag van de gewone vergaderingen der wis-en natuurkundige. Afdeeling. 1921, 30, 329-330)

1922

181. LANDSTEINER K. Onderzoekingen over anaphylaxie door azoproteinen. (K. Akad. Wetenschappen te Amsterdam. Verslag van de gewone vergaderingen der wis-en natuurkundige. Afdeeling. 1922, 31, 54-55)

182. Van BOUWDIJK BASTIAANSE F. S., LANSTEINER K. Een familiaire vorm van tubereuse sclerose. (Nederl. Tijdschr. v. Geneesk. 1922, 66, pt 2, 248-257)
183. LANDSTEINER K. On the serological specificity of haemoglobin in different species of animals. (Proc. K. Akad. Wetenschappen. Amsterdam. Section of sciences. 1922, 23, 1161-1165)
184. LANDSTEINER K. On heterogenetic antigen. (Proc. K. Akad. Wetenschappen. Amsterdam. Section of sciences.1922, 23, 1166-1169)
185. LANDSTEINER K. On the formation of heterogenetic antigen by combination of hapten and protein. (Proc. K. Akad. Wetenschappen. Amsterdam. Section of sciences. 1922, 24, 237-238)

1923

186. LANDSTEINER K. Experiments on anaphylaxis with azoproteins. (Proc. K. Akad. Wetenschappen. Amsterdam. Section of sciences. 1923, 25, 34-35)
187. LANDSTEINER K., SIMMS S. Production of heterogenetic antibodies with mixtures of the binding part of the antigen and protein. (J. Exp. Med. 1923, 38, 127-138)
188. HEIDELBERGER M., LANDSTEINER K. On the antigenic properties of hemoglobin. (J. Exp. Med. 1923, 38, 561-571)
189. LANDSTEINER K., HEIDELBERGER M. Differentiation of oxyhemoglobins by means of mutual solubility tests. (J. Gen. Physiol. 1923/24, 6, 131-135)

1924

190. LANDSTEINER K. Darstellungsmethoden von Antigenen und Antikörpern für immunchemische Untersuchungen. (Abderhalden E. , ed. Handbuch d. biol. Arbeitsmeth. Abt. 13, Teil 2, Heft 3, Lfg. 137, p. 547, 1924)
191. LANDSTEINER K., VAN DER SCHEER J. Serological examination of a species-hybrid. (Proc. Soc. Exp. Biol. Med. 1923/24, 21, 252)
192. LANDSTEINER K., WITT D. H. Observations on human isoagglutinins. (Proc. Soc. Exp. Biol. Med. 1923/24, 21, 389-391)
193. LANDSTEINER K. Experiments on anaphylaxis to azoproteins. (J. Exp. Med. 1924, 39, 631-637)

194. LANDSTEINER K., VAN DER SCHEER J. Serological examination of a species-hybrid. I. On the inheritance of species-specific qualities. (J. Immunol. 1924, 9, 213-219)

195. LANDSTEINER K., VAN DER SCHEER J. Serological examination of a species-hybrid. II.Tests with normal agglutinins. (J. Immunol. 1924, 9, 221-226)

196. LANDSTEINER K., VAN DER SCHEER J. On the specificity of agglutinins and precipitins. (J. Exp. Med. 1924, 40, 91-107)

197. LANDSTEINER K., VAN DER SCHEER J. On the antigens of red blood corpuscles. (Proc. Soc. Exp. Biol. Med. 1924/25, 22, 98-99)

198. LANDSTEINER K., MILLER C. P. On individual differences of the blood of chickens and ducks. (Proc. Soc. Exp. Biol. Med. 1924/25, 22, 100-102)

199. LANDSTEINER K., VAN DER SCHEER J. Flocculation reactions with hemolytic immune sera. (Proc. Soc. Exp. Biol. Med. 1924/25, 22, 170)

1925

200. LANDSTEINER K., VAN DER SCHEER J., WITT D. H. Group specific flocculation reactions with alcoholic extracts of human blood. (Proc. Soc. Exp. Biol. Med. 1924/25, 22, 289-291)

201. LANDSTEINER K., VAN DER SCHEER J. On the antigens of red blood corpuscles. The question of lipoid antigens. (J. Exp. Med. 1925, 41, 427-437)

202. LANDSTEINER K., MILLER C.P. Serological observations on the relationship of the bloods of man and the anthropoid apes. (Science 1925, 61, 492-493)

203. MURPHY J. B., LANDSTEINER K. Experimental production and transmission of tar sarcomas in chickens. (J. Exp. Med. 1925, 41, 807-816)

204. LANDSTEINER K., LEVENE P. A. Observations on the specific part of the heterogenetic antigen. (J. Immunol. 1925, 10, 731-733)

VAN DER SCHEER J. Flocculation reactions with immune sera produced by injections of organ emulsions. (J. Immunol. 1925, 10, 735-739)

205. LANDSTEINER K., VAN DER SCHEER J. On the antigens of red blood corpuscles. II. Flocculation reactions with alcoholic extracts of erythrocytes. (J. Exp. Med. 1925, 42, 123-142)

206. DONATH J., LANDSTEINER K. Ueber Kältehämoglobinurie. (Ergeb. Hyg. 1925, 7, 184-228)
207. LANDSTEINER K., MILLER C. P. Serological studies on the blood of the primates. I. The differentiation of human and anthropoid bloods. (J. Exp. Med. 1925, 42, 841-852)
208. LANDSTEINER K., MILLER C. P. Serological studies on the blood of the primates. II. The blood groups in anthropoid apes. (J. Exp. Med. 1925, 42, 853-862)
209. LANDSTEINER K., MILLER C. P. Serological studies on the blood of the primates. III. Distribution of serological factors related to human isoagglutinogens in the blood of lower monkeys. (J. Exp. Med. 1925, 42, 863-872)

1926

210. LANDSTEINER K., LEVENE P. A. On the heterogenetic hapten. (Proc. Soc. Exp. Biol. Med. 1925/26, 23, 343-344)
211. LANDSTEINER K., WITT D.H. Observations on the human blood groups. Irregular reactions. Isoagglutinins in sera of group IV. The factor A^1. (J. Immunol. 1926, 11, 221-247)
212. LANDSTEINER K. Studies on anaphylaxis with the products of peptic digestion of proteins. (Proc. Soc. Exp. Biol. Med. 1925/26, 23, 540)
213. LANDSTEINER K., VAN DER SCHEER J. Experiments with trypanosomes in relation to the Wassermann reaction. (Proc. Soc. Exp. Biol. Med. 1925/26, 23, 641-644)
214. LANDSTEINER K., LEVINE P. On group specific substances in human spermatozoa. (J. Immunol. 1926, 12, 415-418)
215. LANDSTEINER K., LEVINE P. On the cold agglutinins in human serum. (J. Immunol. 1926, 12, 441-460)
216. LANDSTEINER K., LEVINE P. On a specific substance of the cholera vibrio. (Proc. Soc. Exp. Biol. Med. 1926/27, 24, 248-249)

1927

217. LANDSTEINER K. Über komplexe Antigene. (Klin. Woch. 1927, 6, 103-107)
218. LANDSTEINER K., FURTH J. Extraction of precipitable substances of bacilli with dilute alcohol. (Proc. Soc. Exp. Biol. Med. 1926/27, 24, 379)
219. LANDSTEINER K., VAN DER SCHEER J. Experiments on the production of Wassermann reagins by means of trypanosomes. (J. Exp. Med. 1927, 45, 465-482)

220. LANDSTEINER K., LEVINE P. A new agglutinable factor differentiating individual human bloods. (Proc. Soc. Exp. Biol. Med. 1926/27, 24, 600-602)

FURTH J. Further observations on the extraction of precipitable substances of bacilli. (Proc. Soc. Exp. Biol. Med. 1926/27, 24, 602-603)

221. LANDSTEINER K., VAN DER SCHEER J. Influence of organic salts on the action of tyrosinase. (Proc. Soc. Exp. Biol. Med. 1926/27, 24, 692-693)

222. LANDSTEINER K., LEVENE P.A. Further studies on the heterogenetic haptene. (Proc. Soc. Exp. Biol. Med. 1926/27, 24, 693-695)

223. FURTH J., LANDSTEINER K. Further observations on the precipitable substances of B. typhosus and B. paratyphosus B. (Proc. Soc. Exp. Biol. Med. 1926/27, 24, 771-772)

224. LANDSTEINER K., VAN DER SCHEER J. On the influence of acid groups on the serological specificity of azoproteins. (J. Exp. Med. 1927, 45, 1045-1056; also in Leopoldina, 1929, 4, 201-208)

225. LANDSTEINER K., LEVINE P. Further observations on individual differences of human blood. (Proc. Soc. Exp. Biol. Med. 1926/27, 24, 941-942)

226. LANDSTEINER K. Serologische Individualdifferenzen und die menschlichen Blutgruppen. (Wien. med. Woch. 1927, 77, 744-745)

227. LEVENE P. A., LANDSTEINER K., VAN DER SCHEER J. Immunization experiments with lecithin. (J. Exp. Med. 1927, 46, 197-204)

228. LANDSTEINER K., LEVENE P.A. On the heterogenetic haptene. Fourth communication. (J. Immunol. 1927, 14, 81-83)

229. LANDSTEINER K., LEVINE P. On a specific substance of the cholera vibrio. (J. Exp. Med. 1927, 46, 213-221)

230. LEVENE P. A., LANDSTEINER K. On some new lipoids. (J. Biol. Chem. 1927, 75, 607-612)

231. LANDSTEINER K., VAN DER SCHEER J. On the production of immune sera for tissues. (Proc. Soc. Exp. Biol. Med. 1927/28, 25, 140-141)

1928

232. LANDSTEINER K. The human blood groups. (Jordan E. O., Falk I. S., Eds., The newer knowledge of bacteriology and

immunology, Chicago, University of Chicago press, 1928, 892-908)

233. FURTH J., LANDSTEINER K. On precipitable substances derived from Bacillus typhosus and Bacillus paratyphosus B. (J. Exp. Med. 1928, 47, 171-184)

234. LANDSTEINER K. Zur Frage der Gruppenbestimmung bei Transfusionen. (Klin. Woch. 1928, 7, 112-113)

235. LANDSTEINER K., FURTH J. Precipitable substances prepared from bacilli of the Salmonella group. (Proc. Soc. Exp. Biol. Med. 1927/28, 25, 565-567)

236. LANDSTEINER K., LEVINE P. On individual differences in human blood. (J. Exp. Med. 1928, 47, 757-775)

237. LANDSTEINER K. Studies on anaphylaxis with the products of peptic digestion of proteins. II. (Proc. Soc. Exp. Biol. Med. 1927/28, 25, 666-667)

238. LANDSTEINER K., LEVINE P., JANES M.L. On the development of isoagglutinins following transfusions. (Proc. Soc. Exp. Biol. Med. 1928, 25, 672-674)

239. LANDSTEINER K. Bemerkung zu dem Vortrage von Prof. K. Meixner. Die Blutgruppen in der gerichtlichen Medizin. (Wien. klin. Woch. 1928, 41, 638)

240. LANDSTEINER K. Sur les propriétés sérologiques du sang des anthropoïdes. (Compt. Rend. Soc. Biol. 1928, 99, 658-660)

241. LANDSTEINER K., VAN DER SCHEER J. Serological differentiation of steric isomers. (J. Exp. Med. 1928, 48, 315-320)

242. LANDSTEINER K., LEVINE P. On the inheritance of agglutinogens of human blood demonstrable by immune agglutinins. (J. Exp. Med. 1928, 48, 731-749)

LEVINE P. Menschliche Blutgruppen und individuelle Blutdifferenzen. (Erg. inn. Med. u. Kinderheilk. 1928, 34, 111-153)

LEVINE P. On pseudo-agglutination and cold agglutination. (Ukrainisches Zentralblatt für Blutgruppenforsch. 1928, 2, 1-13)

243. LANDSTEINER K. On hemagglutination by tumor extracts. (Proc. Soc. Exp. Biol. Med. 1928/29, 26, 134-135)

244. LANDSTEINER K. Cell antigens and individual specificity. [Presidential address delivered to the American Association of Immunologists, April 30, 1928, Washington.] (J. Immunol. 1928, 15, 589-600)

1929

245. LANDSTEINER K. Zur Frage der Untergruppen der Blutgruppe A und der Agglutinine der Gruppe AB. (Deut. Z. ges. gerichtl. Med. 1929, 13, 1-4)

246. LANDSTEINER K., LEVINE P. On the racial distribution of some agglutinable structures of human blood. (J. Immunol. 1929, 16, 123-131)

247. LANDSTEINER K. Über einfache chemische Verbindungen enthaltende Antigene. (Z. Immunitätsf. 1929, 62, 178-184)

248. FURTH J., LANDSTEINER K. Studies on the precipitable substances of bacilli of the Salmonella group. (J. Exp. Med. 1929, 49, 727-743)

249. LANDSTEINER K. Die lipoide in der Immunitätslehre. (Kolle W., Kraus R., Uhlenhuth P. Eds., Handbuch der pathogenen Mikroorganismen, Jena, Fischer, ed. 3, 1929, 1, 1069-1108)

250. LANDSTEINER K., LEVINE P. On isoagglutinin reactions of human blood other than those defining the blood groups. (J. Immunol. 1929, 17, 1-28)

251. LANDSTEINER K., VAN DER SCHEER J. Serological differentiation of steric isomers (antigens containing tartaric acids). Second paper. (J. Exp. Med. 1929, 50, 407-417)

252. LANDSTEINER K. Poliomyelitis acuta. (Kolle W., Kraus R., Uhlenhuth P. Eds., Handbuch der pathogenen Mikroorganismen, Jena, Fischer, ed. 3, 1929, 8, 777-820)

253. LEVINE P., LANDSTEINER K. On immune isoagglutinins in rabbits. (J. Immunol. 1929, 17, 559-565)

254. LANDSTEINER K., LEVINE P. On the racial distribution of certain agglutinable structures in human blood. (Profilakticheskaïa Medizina, Supplément, Rec. dédié Prof. S. I. Zlatogoroff en l'honneur du XXXème anni. de son travail sci. med. et péd. 1897-1927, Kharkov, 1929, 63) (also in Russian)

1930

VAN DER SCHEER J. On the action of serum on the fibrins of various species. (J. Immunol. 1930, 18, 17-22)

WORMALL A. The immunological specificity of chemically altered proteins. Halogenated and nitrated proteins. (J. Exp. Med. 1930, 51, 295-317)

255. LANDSTEINER K., LEVINE P. On the inheritance and racial distribution of agglutinable properties of human blood. (J. Immunol. 1930, 18, 87-94)

256. LANDSTEINER K., LEVINE P., VAN DER SCHEER J. Anaphylactic reactions produced by azodyes in animals sensitized with azoproteins. (Proc. Soc. Exp. Biol. Med. 1929/30, 27, 811-812)
257. LANDSTEINER K., VAN DER SCHEER J. Antigens containing peptides of known structure and antigenic properties of azoalbumoses. (Proc. Soc. Exp. Biol. Med. 1929/30, 27, 812-813)
258. LANDSTEINER K. Further observations on hemagglutination by tumor extracts. (Proc. Soc. Exp. Biol. Med. 1929/30, 27, 813-814)
259. LANDSTEINER K. Ueber einige neuere Ergebnisse der Serologie. (Naturwissenschaften 1930, 18, 653-659)
260. LANDSTEINER K., LEVINE P. Experiments on anaphylaxis to azoproteins. Third paper. (J. Exp. Med. 1930, 52, 347-359)
261. NIGG C., LANDSTEINER K. Growth of rickettsia of typhus fever (Mexican type) in the presence of living tissue. (Proc. Soc. Exp. Biol. Med. 1930/31, 28, 3-5)
262. LANDSTEINER K., LEVINE P. Note on individual differences in human blood. (Proc. Soc. Exp. Biol. Med. 1930/31, 28, 309-310)

1931

263. LANDSTEINER K. Die menschlichen Blutgruppen mit Rücksicht auf die Transfusionstherapie. (Wolff-Eisner A. Ed., Handbuch der experimentellen Therapie, Serum- und Chemotherapie, München, Lehmann, 1931, ed. 2, Ergänzungsband, pp. 32-42)
264. LANDSTEINER K., LEVINE P. The differentiation of a type of human blood by means of normal animal serum. (J. Immunol. 1931, 20, 179-185)
265. LANDSTEINER K. Individual differences in human blood. (Nobel lecture read in German at Stockholm, December 11, 1930; see 266). (Science, 1931, 73, 403-409)
VAN DER SCHEER J. Zur Frage der quantitativen Bedingungen bei der Lipoidantikörperbildung durch Kombinationsimmunisierung. (Z. Immunitätsf. 1931, 71, 190-192)
266. LANDSTEINER K. Über individuelle Unterschiede des menschlichen Blutes. Nobel-Vortrag, gehalten in Stockholm am 11 Dezember 1930. Stockholm, Norstedt, 1931, pp. 1-13.

267. LANDSTEINER K. Serological tests with the blood of Cavia porcellus and Cavia rufescens. (Proc. Soc. Exp. Biol. Med. 1930/31, 28, 981-982)

268. LANDSTEINER K., VAN DER SCHEER J. Observations on serological reactions with albumose preparations. (Proc. Soc. Exp. Biol. Med. 1930/31, 28, 983-984)

269. LANDSTEINER K. Die Blutgruppen und ihre praktische Anwendung, besonders für die Bluttranfusion. [Auszug aus einem Vortrag, gehalten anlässlich der Verleihung des Nobelpreises im Dezember 1930]. (Forsch. u. Fortschr. 1931, 7, 311-312; also Fortschr. Med. 1932, 50, 1061-1062)

270. LANDSTEINER K., VAN DER SCHEER J. On the specificity of serological reactions with simple chemical compounds (inhibition reactions). (J. Exp. Med. 1931, 54, 295-305)

271. LANDSTEINER K., VAN DER SCHEER J. Beobachtungen über Präcipitinreaktionen mit Azoalbumosen. [Enlargement of Nos. 257 and 268]. (Z. Hyg. Infektionskrankh. 1931/32, 113, 1-8)

272. LEVINE P., LANDSTEINER K. On immune isoagglutinins in rabbits. Second paper. (J. Immunol. 1931, 21, 513-515)

1932

273. LANDSTEINER K. Die Blutgruppen und ihre praktische Anwendung besonders für Bluttranfusion. (Congrès international de microbiologie, 1st, Paris, 1930. 1932, 2, 149-163)

274. LANDSTEINER K., VAN DER SCHEER J. Ueber die Spezifizität serologischer Reaktionen mit einfachen chemischen Verbindungen (Hemmungs-Reaktionen). [Translation of No. 270] . [Acta Soc. Med. Fenn. Duodecim. (Ser. A, art. 3). 1932, 15, 1-13]

275. LANDSTEINER K., JACOBS J. Experiments on immunization with haptens. (Proc. Soc. Exp. Biol. Med. 1931/32, 29, 570-571)

276. LANDSTEINER K., LEVINE P. On the Forssman antigens in B. paratyphosus B and B. dysenteriae Shiga. (J. Immunol. 1932, 22, 75-82)

277. LANDSTEINER K., VAN DER SCHEER J. Precipitin reactions of immune sera with simple chemical substances. (Proc. Soc. Exp. Biol. Med. 1931/32, 29, 747-748)

278. NIGG C., LANDSTEINER K. Studies on the cultivation of the typhus fever rickettsia in the presence of live tissue. (J. Exp. Med. 1932, 55, 563-576)
279. LANDSTEINER K., VAN DER SCHEER J. On the serological specificity of peptides. (J. Exp. Med. 1932, 55, 781-796)
LEVINE P. The application of blood groups in forensic medicine. (Am. J. Police Sci. 1932, 3, 157-168)
280. LANDSTEINER K., LEVINE P. Immunization of chimpanzees with human blood. (J. Immunol. 1932, 22, 397-400)
281. LANDSTEINER K., VAN DER SCHEER J. Note on the serological differentiation of steric isomers. (Proc. Soc. Exp. Biol. Med. 1931/32, 29, 1261-1263)
282. NIGG C., LANDSTEINER K. Note on the cultivation of the typhus fever Rickettsia. (Proc. Soc. Exp. Biol. Med. 1931/32, 29, 1291)
283. LANDSTEINER K., VAN DER SCHEER J. Serological reactions with simple chemical compounds (precipitin reactions). (J. Exp. Med. 1932, 56, 399-409)
284. LANDSTEINER K. Note on the group specific substance of horse saliva. (Science 1932, 76, 351-352)
285. LANDSTEINER K., LEVINE P. On individual differences in chicken blood. (Proc. Soc. Exp. Biol. Med. 1932/33, 30, 209-212)

1933

286. LANDSTEINER K., VAN DER SCHEER J. Anaphylactic shock by azodyes.(J. Exp. Med. 1933, 57, 633-636)
287. LANDSTEINER K., JACOBS J. II. Experiments on immunization with haptens. (Proc. Soc. Exp. Biol. Med. 1932/33, 30, 1055-1057)
288. LANDSTEINER K., CHASE M. W. Observations on serological reactions with albumose preparations. II. (Proc. Soc. Exp. Biol. Med. 1932/33, 30, 1413-1415)
FINKELSTEIN M. H. On the specificity of brominated and iodinated proteins. (J. Immunol. 1933, 25, 179-182)
289. LANDSTEINER K. Die Spezifizität der serologischen Reaktionen. Berlin, Springer, 1933

1934

290. LANDSTEINER K. Immunchemische Spezifizität. (Atti del III convegno « Fondazione Alessandro Volta », Roma, 25 Settembre-1 Ottobre, 1933. 1934, 61-79)

291. LANDSTEINER K., STRUTTON W. R., CHASE M. W. An agglutination reaction observed with some human bloods, chiefly among negroes. (J. Immunol. 1934, 27, 469-472)

VAN DER SCHEER J. The preparation of γ-(p-aminophenyl)-butyric and ε-(p-aminophenyl)-caproic acids. (J. Am. Chem. Soc. 1934, 56, 744-745)

JACOBS J. On the use of adsorbents in immunizations with haptens. (J. Exp. Med. 1934, 59, 479-490)

292. LANDSTEINER K., JACOBS J. Experiments on sensitization of guinea pigs with simple chemical compounds. (Proc. Soc. Exp. Biol. Med. 1933/34, 31, 790-791)

293. LANDSTEINER K., JACOBS J. Supplementary note on skin sensitization with simple chemical compounds. (Proc. Soc. Exp. Biol. Med. 1933/34, 31, 1079-1080)

294. LANDSTEINER K., VAN DER SCHEER J. Serological studies on azoproteins. Antigens containing azocomponents with aliphatic side chains. (J. Exp. Med. 1934, 59, 751-768)

295. LANDSTEINER K., VAN DER SCHEER J. On the serological specificity of peptides. II. (J. Exp. Med. 1934, 59, 769-780)

296. LANDSTEINER K. Forensic application of serologic individuality tests (J. Am. Med. Assoc. 1934, 103, 1041-1044)

1935

297. LANDSTEINER K., VAN DER SCHEER J. Ueber die serologische Spezifizität von Peptiden. (Festschrift, Heinrich Zangger. Zürich, Rascher, 1935, Teil 2, 600. This is a translation of No 295)

NIGG C. On the preservation of typhus fever Rickettsiae in cultures. (J. Exp. Med. 1935, 61, 17-26)

HOLZER F. J. Ueber die serologische Differenzierung zweier Meerschweinchenarten. (Z. Immunitätsf. 1935, 84, 170-176)

298. LANDSTEINER K., CHASE M. W. Decomposition of the group A substance in horse saliva by a myxobacterium. (Proc. Soc. Exp. Biol. Med. 1934/35, 32, 713-714)

299. LANDSTEINER K., CHASE M. W. Additional note on decomposition of the group A substances. (Proc. Soc. Exp. Biol. Med. 1934/35, 32, 1208)

300. LANDSTEINER K., JACOBS J. Studies on the sensitization of animals with simple chemical compounds. (J. Exp. Med. 1935, 61, 643-656)
NIGG C. On the presence of typhus virus in wild rats in New York City. (J. Infect. Dis. 1935, 57, 252-254)
301. VAN DER SCHEER J., LANDSTEINER K. Serological tests with amino acids. (J. Immunol. 1935, 29, 371-376)

1936

302. LANDSTEINER K. On the group specific A substance in horse saliva. II. (J. Exp. Med. 1936, 63, 185-190)
303. LANDSTEINER K., VAN DER SCHEER J. On cross reactions of immune sera to azoproteins. (J. Exp. Med. 1936, 63, 325-339)
NIGG C. Studies on culture strains of european and murine typhus. (J. Exp. Med. 1936, 63, 341-351)
304. LANDSTEINER K., JACOBS J. Sensitization of guinea-pigs with methyl heptine carbonate. (J. Am. Med. Assoc. 1936, 106, 1112)
304a. LANDSTEINER K. Préface. (Dujarric de la Rivière R., Kossovitch N. Les groupes sanguins. Paris, Baillière et fils, 1936, pp.1-2)
HOLZER F. J. Zum Nachweis der Bluteigenschaften M und N. (Deutsch. Z. ges. gerichtl. Med. 1936, 26, 515-518)
305. LANDSTEINER K., CHASE M. W. On group specific A substances. III. The substance in commercial pepsin. (J. Exp. Med. 1936, 63, 813-817)
306. LANDSTEINER K., JACOBS J. Studies on the sensitization of animals with simple chemical compounds. II. (J. Exp. Med. 1936, 64, 625-639)
307. LANDSTEINER K., JACOBS J. Studies on the sensitization of animals with simple chemical compounds. III. Anaphylaxis induced by arsphenamine. (J. Exp. Med. 1936, 64, 717-721)
308. LANDSTEINER K. Serological and allergic reactions with simple chemical compounds. (New Engl. J. Med. 1936, 215, 1199-1204)
309. LANDSTEINER K. The specificity of serological reactions. Springfield, Ill., Thomas, 1936.

1937

JACOBS J. Serological reactions of azoproteins derived from aromatic hydrocarbons and diaryl compounds. (J. Gen. Physiol. 1937, 20, 353-361)

PARKER R. C. Studies on the production of antibodies in vitro. (Science 1937, 85, 292-294)
310. LANDSTEINER K., CHASE M. W. Immunochemistry. [Survey of the literature during 1935 and 1936.] (Ann. Rev. Biochem. 1937, 6, 621-643)
311. LANDSTEINER K., WIENER A. S. On the presence of M agglutinogens in the blood of monkeys. (J. Immunol. 1937, 33, 19-25)
312. LANDSTEINER K. Comment on article by Straus H. W., Coca A. F. : Studies in experimental hypersensitiveness in the rhesus monkey. III. On the manner of development of the hypersensitiveness in contact dermatitis. (J. Immunol. 1937, 33, 224-225)
313. LANDSTEINER K., CHASE M. W. Studies on the sensitization of animals with simple chemical compounds. IV. Anaphylaxis induced by picryl chloride and 2:4 dinitrochlorobenzene. (J. Exp. Med. 1937, 66, 337-351)
NIGG C. Serological behavior of heated protein mixtures. (J. Immunol. 1937, 33, 229-234)
314. LANDSTEINER K., PIRIE N. W. Serological specificity in pyridine derivatives. (J. Immunol. 1937, 33, 265-270)

1938

315. LANDSTEINER K., VAN DER SCHEER J. Anaphylactic shock by azodyes. II. (J. Exp. Med. 1938, 67, 79-87)
316. LANDSTEINER K., VAN DER SCHEER J. On cross reactions of immune sera to azoproteins. II. Antigens with azocomponents containing two determinant groups. (J. Exp. Med. 1938, 67, 709-723)
HARTE R. A. Serological tests with pyrazolone compounds. (J. Immunol. 1938, 34, 433-439)
317. LANDSTEINER K., LONGSWORTH L. G., VAN DER SCHEER J. Electrophoresis experiments with egg albumins and hemoglobins. (Science 1938, 88, 83-85)
318. LANDSTEINER K., DI SOMMA A. A. Studies on the sensitization of animals with simple chemical compounds. V. Sensitization to diazomethane and mustard oil. (J. Exp. Med. 1938, 68, 505-512)
CHASE M.W. A microorganism decomposing group-specific A substances. (J. Bact. 1938, 36, 383-390)

1939

319. LANDSTEINER K., ROSTENBERG A., SULZBERGER M. B. Individual differences in susceptibility to eczematous sensitization with simple chemical substances. (J. Invest. Dermat. 1939, 2, 25-29)

320. CHASE M. W., LANDSTEINER K. Immunochemistry. [Survey of the literature during 1937 and 1938]. (Ann. Rev. Biochem. 1939, 8, 579-610)

321. LANDSTEINER K., VAN DER SCHEER J. On the serological specificity of peptides. III. (J. Exp. Med. 1939, 69, 705-719)

322. LANDSTEINER K., CHASE M. W. Studies on the sensitization of animals with simple chemical compouds. VI. Experiments on the sensitization of guinea pigs to poison ivy. (J. Exp. Med. 1939, 69, 767-784)

323. ROTHEN A., LANDSTEINER K. Adsorption to antibodies by egg albumin films. (Science 1939, 90, 65-66)

1940

324. LANDSTEINER K., CHASE M. W. Breeding experiments in reference to drug allergy in animals. (Proc. 3rd. Intern. Cong. Microbiol., New York, Sept. 2-9, 1939. 1940, 772-773)

325. LANDSTEINER K., WIENER A. S. An agglutinable factor in human blood recognized by immune sera for rhesus blood. (Proc. Soc. Exp. Biol. Med. 1940, 43, 223)

326. LANDSTEINER K., PARKER R. C. Serological tests for homologous serum proteins in tissue cultures maintained on a foreign medium. (J. Exp. Med. 1940, 71, 231-236)

327. LANDSTEINER K., CHASE M. W. Studies on the sensitization of animals with simple chemical compounds.VII. Skin sensitization by intraperitoneal injections. (J. Exp. Med. 1940, 71, 237-245)

328. LANDSTEINER K., VAN DER SCHEER J. On cross reactions of egg albumin sera. (J. Exp. Med. 1940, 71, 445-454)

329. LANDSTEINER K., HARTE R. A. On group specific A substances. IV. The substance from hog stomach. (J. Exp. Med. 1940, 71, 551-562)

330. LANDSTEINER K., CHASE M. W. Skin sensitization to a simple compound by injections of conjugates. (Proc. Soc. Exp. Biol. Med. 1940, 44, 559)

331. LANDSTEINER K., DI SOMMA A. A. Studies on the sensitization of animals with simple chemical compounds.

VIII. Sensitization to picric acid; subsidiary agents and mode of sensitization. (J. Exp. Med. 1940, 72, 361-366)

1941

332. LANDSTEINER K., CHASE M. W. Quinine hypersensitivity in guinea pigs. (Proc. Soc. Exp. Biol. Med. 1941, 46, 223)
333. LANDSTEINER K., CHASE M. W. Studies on the sensitization of animals with simple chemical compounds. IX. Skin sensitization induced by injection of conjugates. (J. Exp. Med. 1941, 73, 431-438)
CHASE M. W. Inheritance in guinea pigs of the susceptibility to skin sensitization with simple chemical compounds. (J. Exp. Med. 1941, 73, 711-726)
334. LANDSTEINER K., HARTE R. A. Group-specific substances in human saliva. (J. Biol. Chem. 1941, 140, 673-674)
335. LANDSTEINER K., WIENER A. S. Studies of an agglutinogen (Rh) in human blood reacting with anti-rhesus sera and with human isoantibodies. (J. Exp. Med. 1941, 74, 309-320)
336. LANDSTEINER K. Versuche über Hautallergie gegen einfache chemische Substanzen. (Schweiz. med. Woch. 1941, 71, 1359-1360)

1942

337. LANDSTEINER K. Foreword. (in Schiff F., Boyd W. C. Blood grouping technic. New York, Interscience, 1942, p. iii)
338. LANDSTEINER K. Serological reactivity of hydrolytic products from silk. (J. Exp. Med. 1942, 75, 269-276)
339. LANDSTEINER K., CHASE M. W. Experiments on transfer of cutaneous sensitivity to simple compounds. (Proc. Soc. Exp. Biol. Med. 1942, 49, 688-690)
340. LANDSTEINER K., WIENER A. S., MATSON G. A. Distribution of the Rh factor in american indians. (J. Exp. Med. 1942, 76, 73-78)
341. ROTHEN A. LANDSTEINER K. Serological reactions of protein films and denatured proteins. (J. Exp. Med. 1942, 76, 437-450)
342. LANDSTEINER K., WIENER A. S. Tests for the Rh factor with guinea pig immune sera. (Proc. Soc. Exp. Biol. Med. 1942, 51, 313)

1943

CHASE M. W. Production of local skin reactivity by passive transfer of anti-protein sera. (Proc. Soc. Exp. Biol. Med. 1943, 52, 238-240)

343. WIENER A. S., LANDSTEINER K. Heredity of variants of the Rh type. (Proc. Soc. Exp. Biol. Med. 1943, 53, 167-170)

344. CHASE M. W., LANDSTEINER K. Studies on the sensitization of animals with simple chemical compounds. X. Antibodies producing early skin reactions. (to be published)

345. CHASE M. W., LANDSTEINER K. Studies on the sensitization of animals with simple chemical compounds. XI. Transfer of skin reactivity of the delayed type. (in preparation)

346. LANDSTEINER K. The specificity of serological reactions. A survey of immunochemistry. [2nd ed. of No. 309] (in press)

Les trois derniers numéros de cette bibliographie ont eu un destin contrarié par la mort de Landsteiner :

- 344 : l'article parut en 1947, sous la seule signature de M. W. Chase et avec un titre un peu modifié (J. Exp. Med. 1947, 86, pp. 489-514).
- 345 : l'article n'a jamais été publié, du moins sous ce titre.
- 346 : cette deuxième édition anglaise de l'ouvrage de 1936 (**c-309**) fut révisée par M. W. Chase et A.S. Wiener après la mort de Landsteiner et publiée en 1945, avec un avant-propos laconique de son fils, Ernest K. Landsteiner (Harvard University Press).

TABLE DES MATIERES

TABLE DES ILLUSTRATIONS

Sciences

aux éditions L'Harmattan

Dernières parutions

COELACANTHE (LE), UNE ESPÈCE ANIMALE À L'ÉPREUVE DES MÉDIAS
Barrère Florent
Le coelacanthe est l'objet de bien des fantasmes : affaire commerciale dans les îles Comores ; course au «spécimen» naturalisé dans les muséums ; étude anatomique dans le seul but de conforter l'hypothèse du «grand-père de l'Homme»... Devenu à ses dépens vedette médiatique, le coelacanthe s'extraira de ce marasme par un retour à son objet scientifique initial : dans les années quatre-vingt, le coelacanthe est enfin filmé dans son milieu naturel.
(Coll. Champs visuels, 20.00 euros, 192 p.)
ISBN : 978-2-296-99785-1, ISBN EBOOK : 978-2-296-53096-6

RÉSEAUX (LES) DE NEURONES DE LA CONSCIENCE
Approche multidisciplinaire du phénomène
Rollet Guy
Cet ouvrage vise à la compréhension de la conscience. Il apparaît que les neurosciences computationnelles apportent incontestablement des éléments décisifs. Un réseau de neurones original est conçu pour coder une conscience *stricto sensu*, capable de raisonnement et de prise de décision. Celle-ci peut être orientée par les émotions. La capacité d'agir, la composition du Soi et la verbalisation de la pensée peuvent alors être envisagées.
(Coll. Biologie, écologie, agronomie, 25.00 euros, 240 p.)
ISBN : 978-2-336-00597-3, ISBN EBOOK : 978-2-296-51375-4

SCIENCE (LA), SYMPTÔME DE L'OCCIDENT
Le «comment» des impasses de la recherche scientifique occidentale
Thiebert Lawrence
Et si les scientifiques avaient trop compliqué leur processus de démonstration ? Et si la démonstration, peu concluante, s'embourbait simplement parce qu'elle relève en vrai d'un raisonnement paralogique psychiatrique tel que celui que l'on rencontre dans le discours du paranoïaque, discours logique certes mais qui part d'un postulat faux ? Nous sous-entendons ici que cette hypothèse est fort probable.
(Coll. Pensée Africaine, 13.00 euros, 116 p.)
ISBN : 978-2-296-97025-0, ISBN EBOOK : 978-2-296-50278-9

CHERCHEURS, ÉTHIQUES ET SOCIÉTÉS – L'avenir de l'avenir
Patrice Thierry
Peu appréhendée par les décideurs, la biologie conditionnera nos sociétés, les rapports entre les hommes, entre eux et l'environnement. Le monde de la

recherche est mal connu, parfois mal aimé ou craint. Il semble donc utile d'instituer un débat pour préciser les objectifs, les moyens, l'information et la vulgarisation, la propriété des résultats et l'appréhension des conséquences de la recherche en biologie.
(Coll. Ethique et pratique médicale, 31.00 euros, 298 p.)
ISBN : 978-2-296-57790-9, ISBN EBOOK : 978-2-296-50418-9

CAMILLE ARAMBOURG. UN PALÉONTOLOGUE, DE L'ALGÉRIE À L'AFRIQUE PROFONDE
Hadjouis Djillali - Préface de Yves Coppens
Depuis les plaines sahéliennes d'Oran à la Vallée de l'Omo en Éthiopie, en passant par les côtes du littoral atlantique, jusqu'au Moyen-Orient, Camille Arambourg aura fait connaître, au cours de ses recherches, non seulement les fossiles de l'Afrique mais également ceux des autres régions du monde. Ce livre retrace le parcours de cet homme qui identifia plus de 230 taxons (familles, genres, espèces) de mammifères et de poissons.
(Coll. Acteurs de la Science, 25.00 euros, 242 p.)
ISBN : 978-2-296-96391-7

SCIENCE (LA), CREUSET DE L'INHUMANITÉ
Décoloniser l'imaginaire occidental
Royer Jean-Marc
En 1610, Galilée promeut un mode de connaissance qui se veut une lecture mathématique de l'Univers. Face à lui, l'Église. Un long combat s'engage alors, lois contre lois. Un siècle et demi plus tard, tandis que naît la fabrique industrielle basée sur le charbon, les philosophes optent pour ces «lumières». Ce savoir qui voulait mettre la subjectivité à distance aura réussi au-delà de toute espérance : c'est l'être humain que la rationalité calculatrice a rendu obsolète.
(Coll. Questions contemporaines, 23.00 euros, 218 p.)
ISBN : 978-2-296-96233-0

COMMENT L'HOMME QUITTA LA TERRE
Marc Jacques
L'auteur déroule ici une chronique des croyances, pensées et idées qui ont inspiré, tout au long des millénaires, philosophes et poètes, rêveurs et empiriques, bricoleurs et ingénieurs tandis qu'avançaient les sciences et les techniques permettant de concrétiser un des plus grands rêves de l'humanité : «voguer» dans l'espace jusque vers les étoiles.
(Coll. Acteurs de la Science, 15.50 euros, 152 p.)
ISBN : 978-2-296-96490-7

POUR UN RENOUVEAU DANS L'ENVIRONNEMENT
De l'antiscience à l'Intelligence Artificielle des systèmes complexes
Bouché Marcel B. - Préface de Richard Moreau
Nos institutions écartent toute évaluation environnementale sérieuse par la promotion d'une démarche antiscientifique. Ce livre décrit au contraire les démarches sérieuses des sciences et techniques et la problématique environnementale. La rigueur, qui fait habituellement défaut à ce secteur

d'étude, est indispensable pour permettre l'Intelligence Artificielle appliquée rationnellement à nos évaluations environnementales et à la méthode scientifique dans les systèmes complexes.
(Coll. Biologie, écologie, agronomie, 38.00 euros, 384 p.)
ISBN : 978-2-296-96826-4

UNIVERS (L') FASCINANT DES INSECTES
Nos amis, nos ennemis
Mariau Dominique
Cet ouvrage aborde tous les aspects de la vie des insectes et les rôles essentiels qu'ils jouent dans la vie sur terre. Comment définit-on un insecte ? Depuis quand existent-ils ? Que connaît-on sur leurs organes des sens, leurs migrations, leur rôle, qu'il soit positif ou négatif ?
(Coll. Biologie, écologie, agronomie, 22.00 euros, 182 p.) *ISBN : 978-2-296-96144-9*

SCIENCE (LA) AU SERVICE DU DÉVELOPPEMENT
Amory Christine - Préface de Dominique Kounkou
Ce livre présente une expérience humaine d'un réseau de scientifiques, GIRGEA, qui réunit chercheurs, étudiants, ingénieurs, etc., autour d'un objectif central : développer la recherche en sciences de l'espace en Afrique en installant des instruments, en formant des chercheurs au niveau international qui pourront constituer des équipes de recherche dans leur pays et assurer ainsi la pérennité du réseau.
(12.50 euros, 108 p.)
ISBN : 978-2-296-56969-0

NATURE, TECHNOSCIENCES ET RATIONALITÉ
Le tryptique du bon sens
Makanga Blanchard
La résolution des problèmes écologiques qui touchent notre planète ne peut être l'exclusivité des technosciences et de l'écologie en tant que discipline scientifique. D'autres disciplines sont capables d'apporter des savoirs aussi sûrs et surtout moins risqués que ceux des sciences expérimentales. La philosophie se propose donc de le faire à travers, notamment, la réflexion éthique basée sur la morale stoïcienne, en faisant de l'environnement un nouvel objet d'étude.
(Coll. Sciences et Société, 23.50 euros, 236 p.)
ISBN : 978-2-296-96960-5

UNDO THE MATH ! How semiotic gaps warp thinking
Idelson Marc
In a study inspired by author's observation of the spiraling out of control use of mathematics by bankers, financiers and economists, the Western world's reliance on arithmetic and geometry is traced back, with support from the works of Medieval historian Alfred Crosby and of Anthropologist of Knowledge Paul Jorion, to its Medieval and Antiquity roots. The author bases on different areas such as philosophy with François Jullien's Chinese thought and Michel Bitbol with his epistemological reflections.
(Coll. Recherches en Gestion, 20.00 euros, 190 p.)
ISBN : 978-2-296-96993-3

L'HARMATTAN ITALIA
Via Degli Artisti 15; 10124 Torino

L'HARMATTAN HONGRIE
Könyvesbolt ; Kossuth L. u. 14-16
1053 Budapest

L'HARMATTAN KINSHASA
185, avenue Nyangwe
Commune de Lingwala
Kinshasa, R.D. Congo
(00243) 998697603 ou (00243) 999229662

L'HARMATTAN CONGO
67, av. E. P. Lumumba
Bât. – Congo Pharmacie (Bib. Nat.)
BP2874 Brazzaville
harmattan.congo@yahoo.fr

L'HARMATTAN GUINÉE
Almamya Rue KA 028, en face du restaurant Le Cèdre
OKB agency BP 3470 Conakry
(00224) 60 20 85 08
harmattanguinee@yahoo.fr

L'HARMATTAN CAMEROUN
BP 11486
Face à la SNI, immeuble Don Bosco
Yaoundé
(00237) 99 76 61 66
harmattancam@yahoo.fr

L'HARMATTAN CÔTE D'IVOIRE
Résidence Karl / cité des arts
Abidjan-Cocody 03 BP 1588 Abidjan 03
(00225) 05 77 87 31
etien_nda@yahoo.fr

L'HARMATTAN MAURITANIE
Espace El Kettab du livre francophone
N° 472 avenue du Palais des Congrès
BP 316 Nouakchott
(00222) 63 25 980

L'HARMATTAN SÉNÉGAL
« Villa Rose », rue de Diourbel X G, Point E
BP 45034 Dakar FANN
(00221) 33 825 98 58 / 77 242 25 08
senharmattan@gmail.com

L'HARMATTAN TOGO
1771, Bd du 13 janvier
BP 414 Lomé
Tél : 00 228 2201792
gerry@taama.net

582014 - Octobre 2014
Achevé d'imprimer par

1livre.com
du rêve à la réalité !